Barbara Devani Uder

Die Botschaft der Farben

KOHA KOMPAKT

Barbara Devani Uder

Die Botschaft der Farben

Engel der Farben und Aura-Soma®

Mit Engelbildern von Andrea Welling

Gewidmet

meiner geliebten Mutter
Gisela Uder,
die immer an mich geglaubt hat

Inhalt

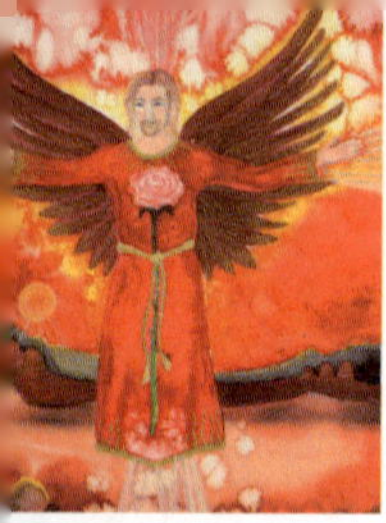
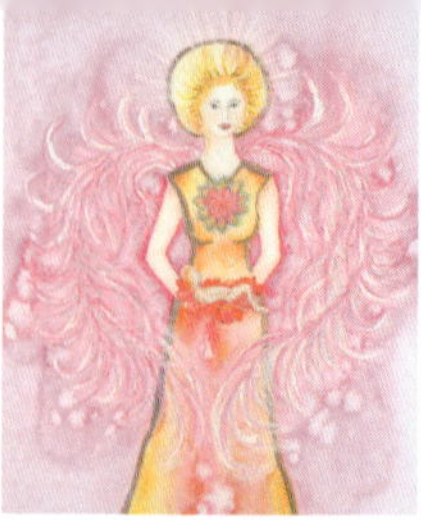
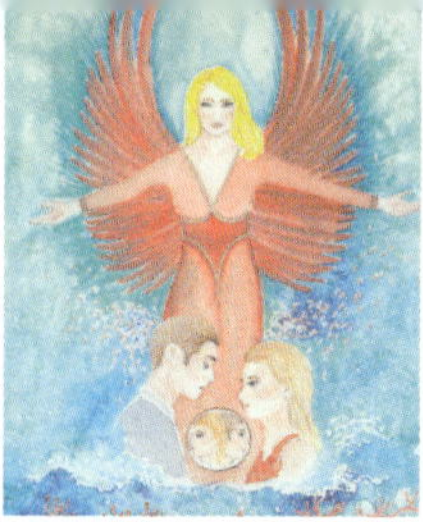
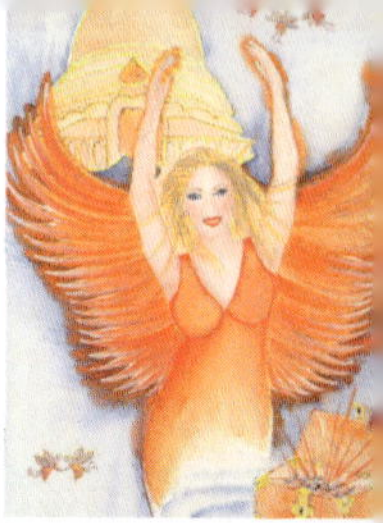
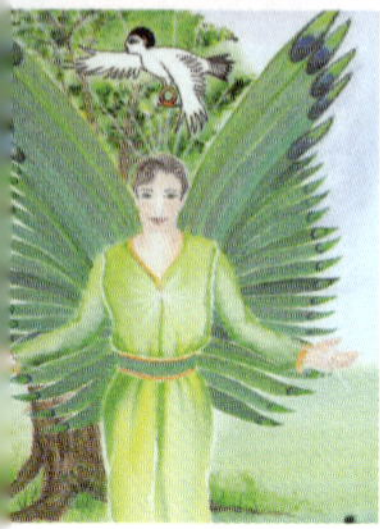
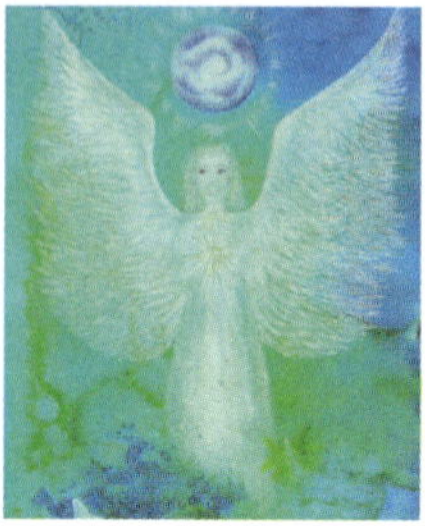
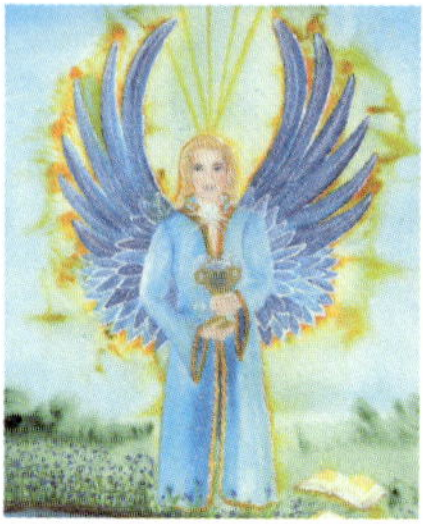
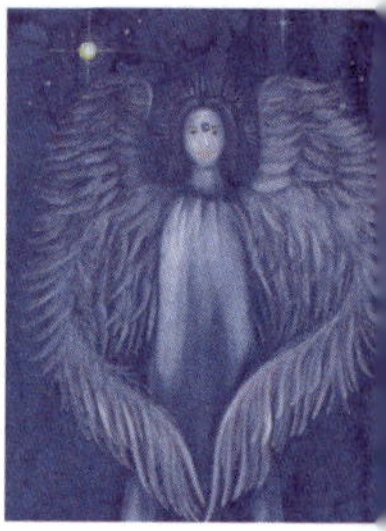

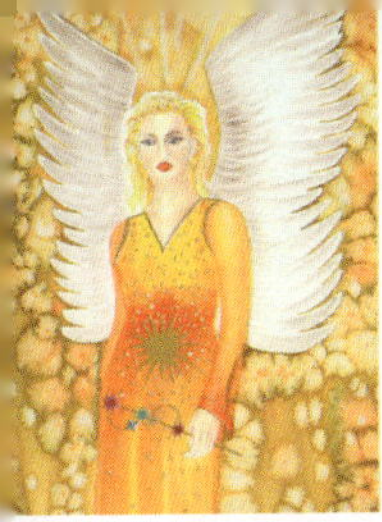
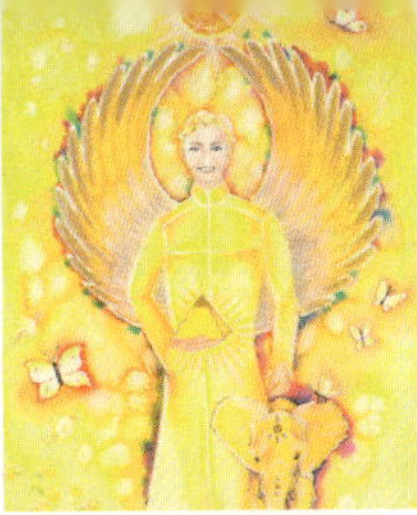
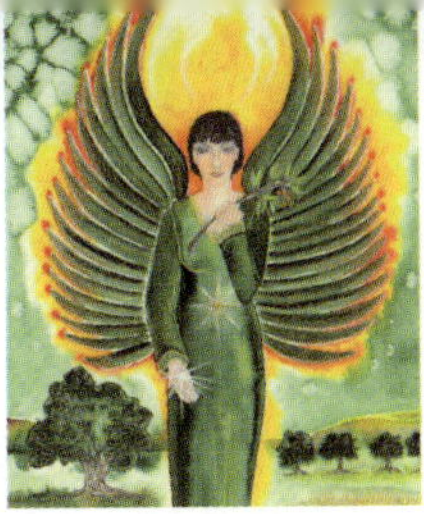
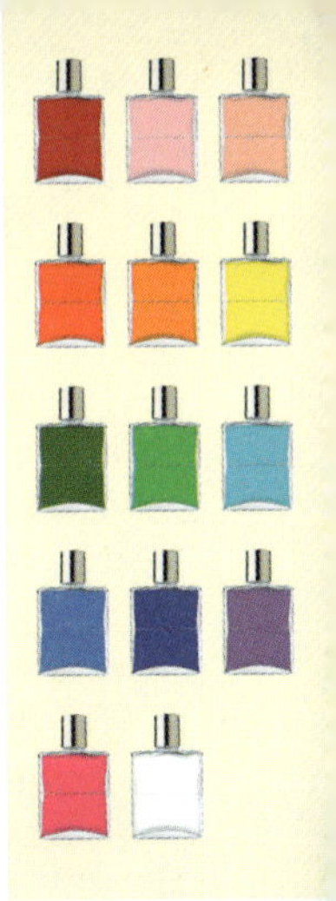
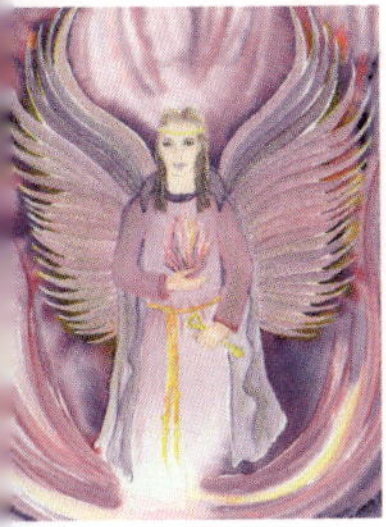
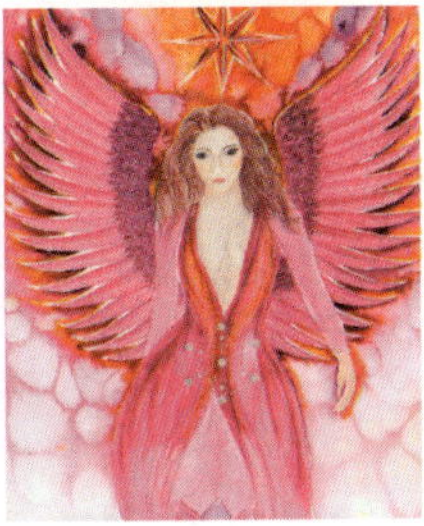
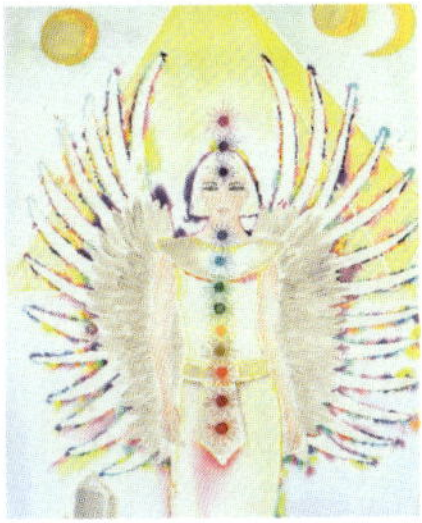

Hinweis zur Aussprache und Betonung der Engelnamen
(der Apostroph markiert jeweils die betonte Silbe):

'Ach-ma-el, Ba-'ha-ri-el, 'Can-tha-thel, 'Chris-to-phel, Ka-'ta-ni-el, 'Ma-nu-el, Phae-'nae-lo-hel, Pha-'ra-ni-el, 'Ra-ma-el, Re-'ze-ki-el, 'Ros-ma-el, Sa-'pha-ra-el, So-'ha-ma-el, 'So-pho-khel

Vorwort von Mike Booth

Ich kenne Barbara seit mehr als zehn Jahren als Kollegin, Freundin und Studentin. Während dieser Zeit lernte ich besonders ihre Achtsamkeit, Fürsorge und Freundlichkeit in jedem Aspekt zwischenmenschlicher Beziehung schätzen sowie ihre offene, herzliche Art, mit der sie auf jeden Menschen in gleicher Weise zugeht, sei es auf mich selbst oder auf andere. Es mag ungewöhnlich erscheinen, in einem Vorwort über diese Eigenschaften zu sprechen, aber mein Gefühl ist es, dass diese Qualitäten tatsächlich die wichtigsten im Leben sind.

Barbaras Arbeit mit Farben, den Engeln und Kindern trägt überaus viel zum Verständnis des Wesens der Farbe als Mittel zur Bewusstseinserweiterung bei, wie sie in der heutigen Zeit mehr und mehr in der Welt erkannt wird.

Die Verkörperung von Farbe als Wesen und die Darstellung von Farbe als lebende Energien – all das sind wichtige Teile des Zugangs zur Arbeit mit Farbe, die dem Leser durch dieses Buch eröffnet wird.

Mögen vielen Menschen Wohltaten und Segnungen zuteil werden durch das Geschenk, das Barbara mit dieser Arbeit und diesem Buch der Welt überbringt.

Mit Licht und Liebe

Mike Booth
Chairman of Aura-Soma Products Limited/Principal of ASIACT
Tetford, Lincolnshire, England
Januar 2013

Vorwort von Claudia Booth

Ich kenne Barbara seit vielen Jahren und empfand jede Begegnung mit ihr als ausgesprochen erfrischend und inspirierend. Es gelingt ihr, die Menschen zu begeistern und anzuregen, sich tief auf Gedanken über das wahre Wesen des Seins einzulassen, und sie dazu hinzuführen, Schritt für Schritt präsenter und authentischer zu werden. Neben ihrer fröhlichen Art beweist Barbara ebenso eine tiefe Einsicht in die Dinge des Lebens.

Möge das Zusammenspiel von Barbaras Arbeit mit den Engeln der Farben und den unterstützenden Produkten von Aura-Soma uns helfen, unser Licht heller erstrahlen zu lassen. Barbara spricht davon, unsere Schatten anzunehmen und zu durchschreiten, uns zu akzeptieren, wie wir sind, ganz schlicht als normale Menschen, die hier sind, um zu lernen, sich selbst und einander zu lieben und anzunehmen, so wie sie sind. Auf diese Weise wird sich unser Lichtkörper ausdehnen, das Bewusstsein wird sich erweitern und es wird uns möglich sein, unsere Achtsamkeit auf so viele Aspekte des Lebens zu richten, die bislang für uns verborgen waren.

Lasst uns Barbara außerdem inspirieren, mehr Engel selbst zu malen [dies bezieht sich auf Barbaras selbst gemalten Lotus-Engel auf S. 13 dieses Buches].

Claudia Booth
Januar 2013

Einleitung

Von Kind an sind mir Engel vertraut; sie gehören ganz selbstverständlich zu meinem Leben. Noch bevor ich in den Kindergarten kam, waren sie meine Gefährten, saßen auf meiner Bettkante, spielten und unterhielten sich mit mir. Meine beiden Schutzengel Hassan und Isaak – es hat mich nie verwundert, dass sie sich mit arabischen und jüdischen Namen vorgestellt haben –, begleiten mich überall hin, mit ihnen berede ich bis heute all meine Probleme und Sorgen. Es ist mir jedoch nie in den Sinn gekommen, daraus eine große Geschichte zu machen oder es als etwas Besonderes anzusehen. Deshalb habe ich mich gewundert, als vor einigen Jahren der große Engel-Hype begann und überall Engelkurse angeboten wurden.

Mein bewusstes Interesse galt vielmehr den Aufgestiegenen Meistern, die mich führten und denen ich meine intensive Verbindung zu den anderen Welten verdanke. Wie überrascht war ich daher, als mir im Januar 2012, anlässlich eines Sri-Lanka-Aufenthaltes, unabhängig voneinander zwei mir bislang fremde »Wahrsager« oder Medien verschiedener Kulturen und Religionen sagten, sie sähen eine lächelnde weißhaarige Dame hinter mir, die mich auffordere, mit den »Engeln der Farben« zu arbeiten, zu heilen, Kurse mit ihnen zu geben und über sie zu schreiben. Ich wusste nicht, wovon sie sprachen. Hellhörig machte mich jedoch, dass sich der Ausdruck »Engel der Farben« bei beiden wiederholte, ebenso die Erscheinung der weißhaarigen Dame.

Seit zwanzig Jahren hege ich eine tiefe Leidenschaft für das einzigartige Farbsystem Aura-Soma; außerdem genieße ich eine wunderbare persönliche Freundschaft mit Claudia und Mike Booth. Und seit ich Aura-Soma-Lehrerin aller Stufen bin, führe ich einen immer intensiveren Austausch auf astraler Ebene mit der Finderin von Aura-Soma, Vicky Wall. Also lag es für mich nahe, zu denken, die weißhaarige Dame könnte Vicky Wall sein und die Durchsagen müssten etwas mit Aura-Soma zu tun haben.

Doch im Aura-Soma-System gab es nur die Erzengel und die 72 Engel der Kabbala. Nein, die seien es nicht, wurde mir erwidert.

Zurück in Deutschland, häuften sich die »Zufälle«: Vier Menschen, die mir bis dahin völlig fremd waren und denen ich nun innerhalb kürzester Zeitspanne auf Heiler-Treffen begegnete, teilten mir mit, sie hätten von mir geträumt oder die Engel-Durchsage für mich, ich solle mit Engeln und Farben arbeiten. Eine junge Frau schenkte mir sogar selbst gemalte Karten mit Engeln in allen Regenbogenfarben und sagte, sie sei noch vor dem erstmaligen Treffen mit mir von ihrer himmlischen Führung aufgefordert worden, mir die Karten zu schenken. Mein spiritueller Lehrer Frank Huber, ein enger Vertrauter und Freund von Vicky Wall, ließ mich wissen, dass es sich um jene Engel handelte, die genau wie die Aufgestiegenen Meister zu je einem Farbstrahl gehören und ihn repräsentieren. Er machte mir die Invokation zugänglich, die die Engel der drei in Aura-Soma vertretenen Reiche anruft – die Engel der Farben, die Engel der Pflanzen und die Engel der Kristalle –, und sagte mir, ich solle sie jeden Tag vor meiner

Meditation anrufen; ich möge mich ruhig hinsetzen und warten, denn die Engel würden zu mir kommen.
Und so geschah es. Sie erschienen mir in ihren wunderschönen Farben, nannten mir ihre Namen und deren Bedeutung und wiesen mich an, aufzuschreiben, was sie mir mitzuteilen hatten und was ich an die Menschen der neuen Zeit weitergeben sollte. Aus der Fülle der Informationen entstanden wunderbare Aura-Soma-Engelkurse für Erwachsene und, den Engeln besonders wichtig, Engelkurse für Kinder sowie Engelmärchen, Engelreisen, die Arbeit mit der Engel-Farb-Matrix und dieses Buch.

Barbara Devani Uder
7. Januar 2013

Invokation an die Engel der Farben

»Im Namen des lebenden Christus und mit Hilfe von Vicky Wall rufe ich die Engel der Farben in mein Bewusstsein, in diesen Raum und zu diesen hier anwesenden Menschen und bitte sie, ihre Geschenke, ihre Energie und ihre volle Kraft an diesen Platz zu bringen, um die Herzen zu heilen und die Seelen zu erheben zum höchsten Wohl der Erde.«

Bild rechts: Barbara Devani Uder, »Lotus-Engel«

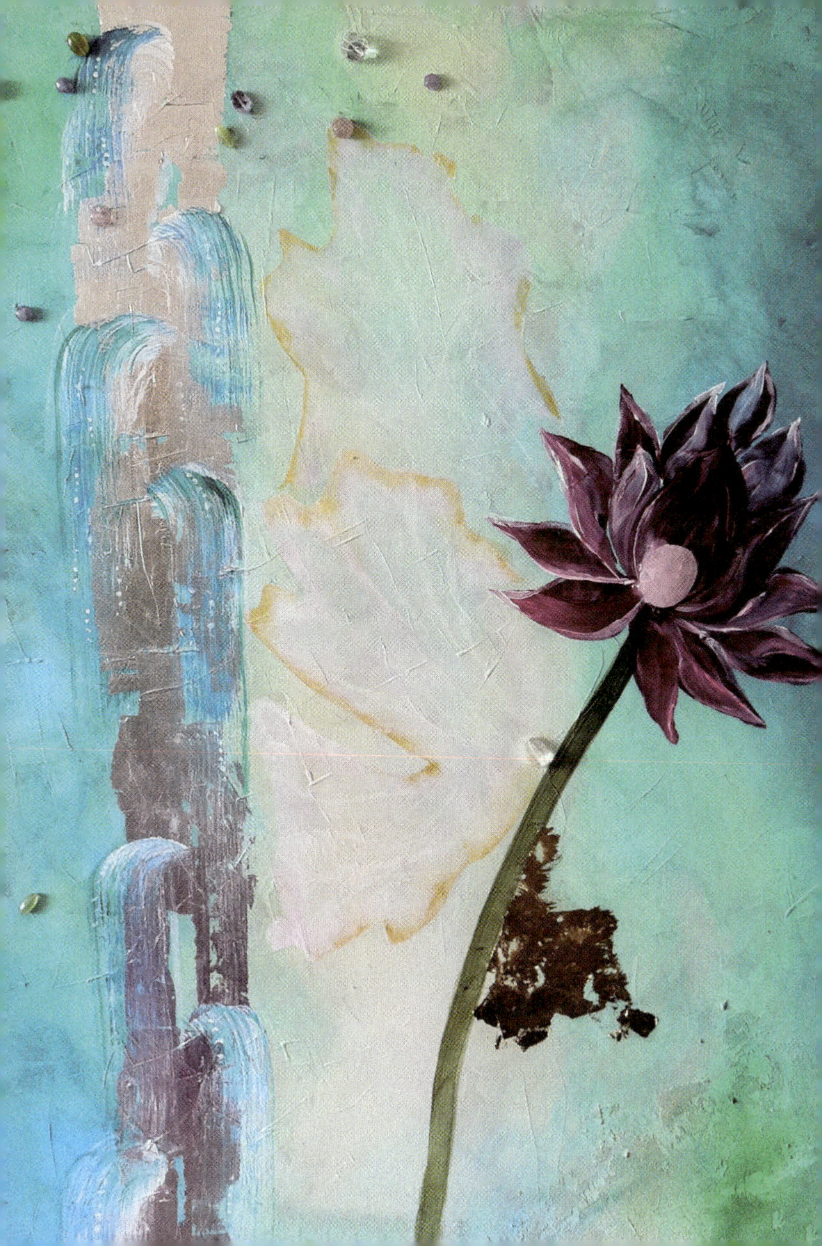

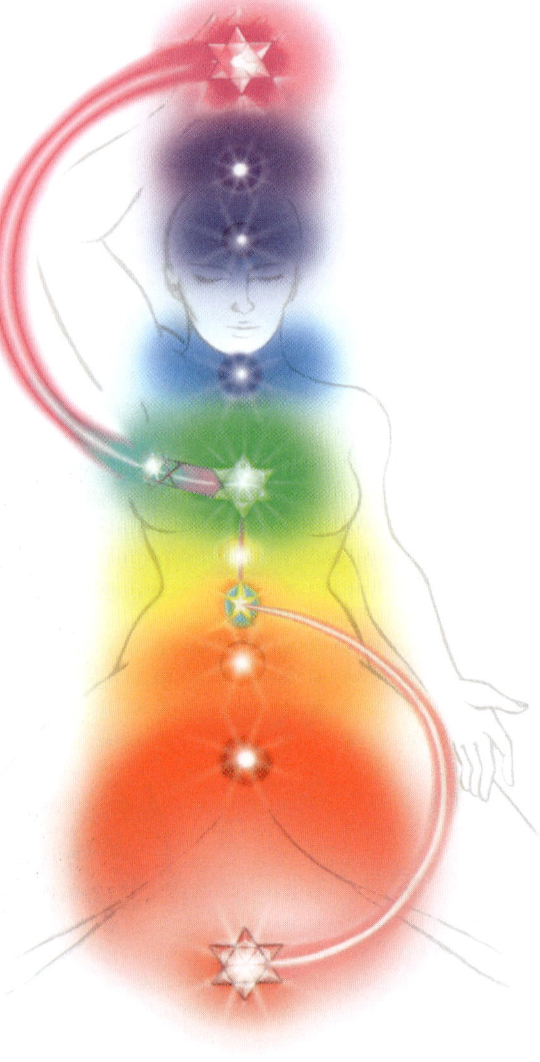

Teil 1

Licht und Farbe

Licht und Farbe als Resonanz der höheren Ordnung

»Und es ward Licht ...«

Der Ursprung allen Lebens ist das Licht. Licht und Klang sind die Schwingungen, aus denen die Schöpfung hervorgeht, die Ursubstanz des Kosmos. Das gesamte Universum ist ein Meer von strahlendem Licht, so auch der Mensch, bestehend aus seinem Lichtkörper und seinem materiellen Körper, der nichts anderes ist als verdichtetes Licht.
Wenn das klare, reinweiße Schöpfungslicht sich bricht, dann erzeugt es die Vielfalt der Farben, die für uns am deutlichsten sichtbar wird im Regenbogen. Nach dem hermetischen Gesetz »Wie oben, so unten« sind wir Menschen ein Abbild dieses Regenbogens, ein Spiegel jener dreizehn Farben des Regenbogens, die in uns als Chakrasystem leuchten und zusammen mit unserem Äther- und Astralkörper unseren Lichtkörper ausmachen. Somit sind wir nicht nur Teil der göttlichen Ordnung, sondern selbst die perfekte Schöpfung.

Zumeist erkennen wir unsere göttliche Perfektion nicht, da unser Lebensweg, geprägt von Erziehung, Umgebung, anerzogenen Glaubenssätzen und Werteschemata, uns oft steinig erscheint, voller Herausforderungen und Prüfungen. Als Kleinkind noch völlig im Einklang mit der göttlichen Ordnung, fallen wir im Lauf unseres Lebens aus dem perfekten Gleichgewicht heraus. So gerät denn unser Licht, unsere ausgeglichene innere Farbaufteilung, in Unordnung – und Körper, Geist und Seele in Disbalance. Wir werden unglücklich, unzufrieden und krank, weil die Harmonie der Schöpfung in uns gestört ist.

Es liegt nahe, dieses entstandene innere Chaos zu harmonisieren und durch jene Energie wiederherzustellen, aus der die Schöpfung und somit auch wir bestehen, nämlich durch Licht und Farbe. Wir können unseren Lichtkörper – und somit uns selbst – wieder in die ursprüngliche Balance bringen: Dazu füllen wir unseren inneren Regenbogen, unsere farbigen Energiezentren wieder auf; wir reinigen sie und versorgen sie mit der perfekten Information genau jenes Lichtes, jener reinen Farbschwingung der universellen Ordnung, die uns abhanden gekommen ist oder die durch Krankheit, negative Umwelteinflüsse, Sorgen und Kummer, Liebesverlust oder ähnliche Störungen getrübt wurde.
Hierbei unterstützen uns vor allem die göttlichen Licht-Energien der Engel der Farben mit ihren Farbbotschaften, aber auch die farbigen Equilibrium-Öle von Aura-Soma, indem sie uns den Spiegel zur Erkenntnis vorhalten und ihre heilende Kraft zur Verfügung stellen. Jeder Farbstrahl des Regenbogens

und ebenso das weiße, gebündelte Licht wird repräsentiert von einem Engel der Farbe.
Unsere Aufgabe ist es, die Farbbotschaften der höheren Ordnung zu erkennen und zu entschlüsseln.
Wie gelingt uns das? Wie wir in den folgenden Kapiteln sehen werden, ist es ganz einfach.

Lichtsprache – der neue Weg der Selbstheilung

»Auf die Dauer der Zeit
nimmt die Seele
die Farbe der Gedanken an.«
Marc Aurel

Stell dir vor, du bist irgendwo auf dieser Erde unterwegs und siehst plötzlich ein rotes Licht aufleuchten. Wie reagierst du? Richtig, dein gesamtes System aus Körper, Geist und Seele geht in Hab-acht-Stellung. Du erkennst das rote Lichtsignal als Warnung: Stopp, heiß, gefährlich, so weit und nicht weiter! Nun leuchtet ein grünes Licht auf, du entspannst dich wieder und weißt, hier wird Raum gegeben, hier hast du »grünes Licht«, »freie Fahrt« für dein Handeln. Dein Unterbewusstsein erkennt die Signale.

Die einzigen universalen Sprachen der Welt, die jeder Mensch auf jedem Erdteil des Globus intuitiv versteht, sind die Sprachen von Licht und Farbe, von Ton und Klang, von Zahlen und geometrischen Körpern, jene drei Sprachen der Elemente, aus denen die Schöpfung besteht.
Alle Zellen sind Schwingung und stehen über Schwingungsresonanz miteinander in Verbindung. Jede Zelle hat ein Urwissen, ist fähig, sich zu vernetzen und sich zu korrigieren. Die Zelle empfängt und entschlüsselt die Lichtsprache der Schöpfung, die ihre Lichtsignale aussendet.
Alle lebenden Systeme, Menschen, Tiere, Pflanzen, Kristalle, das Wasser, die Erde als Wesen, Farben, Zahlen, Musik, Worte, Mantras, Gebete, Tanz, Yoga und Meditation sind Licht-, Farb- und Klang-Schwingungen und unterliegen der Lichtsprache der Schöpfung. Diese Systeme bieten uns durch ihr allumfassendes Einssein mit dem göttlichen Universum, durch das Vernetzen mit dem Lichtcode der Schöpfung mannigfaltige Möglichkeiten zur Selbstheilung.

Mit Aura-Soma hat uns Vicky Wall ein System geschenkt, das erstmals die Energien aus den drei heiligen Reichen der Farben, Pflanzen und Kristalle vereint. Es bedient sich der Lichtsprache der Schöpferstrahlen, des göttlichen Farbcodes, um mit Hilfe der Engel der Farben, der Engel der Pflanzen und der Engel der Kristalle auf seelischer, geistiger und körperlicher Ebene Heilung zu unterstützen.
Wenn wir die Botschaften der Farben verinnerlichen und für uns nutzen, können sich lebensverändernde, lichtvolle Transformationen manifestieren.

Lichtkörperprozess

Lichtkörperprozess und Bewusstseinserweiterung

»Es ist besser,
ein einziges kleines Licht anzuzünden,
als die Dunkelheit zu verfluchen.«
Konfuzius

Das Wort »Aura-Soma« bedeutet »Lichtkörper« und lässt erkennen, dass dieses einmalige Farbsystem die Entwicklung unseres Lichtkörpers unterstützt. Der Lichtkörperprozess zielt darauf hin, unseren dichten, materiellen Körper lichter werden zu lassen, indem wir unsere Schwingung erhöhen, um mit der Erde in die nächste, die fünfte Dimension aufsteigen zu können. Das wiederum ist nur möglich durch Bewusstseinserweiterung. Alte Muster und Programmierungen müssen erkannt, angenommen und transformiert werden, Stolpersteine aus dem Weg geräumt werden, um uns so, leichter und »lichter« geworden, der neuen, schnelleren Schwingung des Planeten anpassen zu können. Die Botschaft der Farben zu unserer Entwicklung zu nutzen, indem wir die Aura-Soma-Produkte anwenden, ist eine Möglichkeit von vielen, diesen Weg der Erkenntnis und des Wandels zu gehen. Für mich ist es der einfachste Weg, ein Weg voller Licht und Freude, da dieses Licht-Farb-System alle Weisheitslehren in sich vereint und uns aus einer Fülle von Erkenntnissen schöpfen lässt, um unseren Lichtkörper zu entwickeln.

Die Engel der Farben, die Devas der Pflanzen und Kristalle, die Erzengel und die Aufgestiegenen Meister haben sich bereit erklärt, dem System ihre Energien zur Verfügung zu stellen, um durch die juwelengleich leuchtenden Equilibrium-Öle, die Erzengel- und Archangeloi-Sprays und durch die Meisteressenzen zu wirken und zu helfen, die Tore zu einem höheren Bewusstsein zu öffnen. Mit ihrer Hilfe wird der Entwicklungs- und Transformationsprozess ausgelöst und unterstützt. Sie führen uns dazu, Blockaden und Widerstände zu erkennen, die uns bislang an unserer Entwicklung gehindert haben, und bestärken uns, unser individuelles Potenzial zu leben und es gezielt für diesen Prozess einzusetzen.

Teil 2

Lebenselixier

Farbe –
das Elixier des Lebens

»Das Leben ist ein weißes Blatt,
die Farben sind in dir.
Male es schön bunt und leuchtend.«
Jochen Mariss

Das Wissen um die Botschaft der Farben wohnt jedem Menschen inne. Es ist ein Teil unseres Wesenskerns. Davon zeugen Sprichwörter, die teilweise weltweit bekannt sind, wie »den Blues haben«, »durch die rosarote Brille sehen« bzw. »think pink«, »sich schwarzärgern«, oder auch allgemein gültige Symbole wie das Rote Kreuz, der grüne Daumen, die weiße Fahne für Frieden, um nur einige Beispiele zu nennen. Wir werden in eine Welt von Licht und Farbe hineingeboren. Unsere Umwelt, die Natur, drückt sich und die Bestimmung ihrer Geschöpfe – Pflanzen, Tiere, Mineralien und Menschen – in Farbe aus. Jede Blüte, jede Pflanze, jeder Kristall erstrahlt in einer bestimmten Farbsignatur. Durch diese übermittelten Farbsignale lässt sich erkennen, mit welchem gleichfarbigen

Energiezentrum oder Chakra unseres Körpers sie korrespondieren, sodass sie genutzt werden können, um diesen Körperbereich und alle feinstofflichen, mit diesem Chakra verbundenen Energien zu heilen.
Wir wissen bereits, unser Chakrasystem ist unser innerer Regenbogen, der den kosmischen Regenbogen spiegelt. Jedes menschliche Individuum, jede Seele gehört zu einer Farbe des Regenbogens.

Rein wissenschaftlich gesehen ist Farbe ein Teil des elektromagnetischen Spektrums: von den längsten und am höchsten energetisierenden Wellen der Farbe Rot, den Radiowellen, bis zu den kürzesten, violetten Wellen, den Gamma-Strahlen und kosmischen Wellen. Die Botschaft der Farben geht jedoch weit über den wissenschaftlichen Aspekt hinaus.

Warum wählst du morgens ein Kleidungsstück in einer ganz bestimmten Farbe und es muss dann ausgerechnet diese Farbe sein und keine andere? Weil genau diese Farbe deine Stimmung ausdrückt bzw. sie hebt, unterstützt oder beflügelt. **Gelb** bringt gute Stimmung und Sommerlaune, lässt Depressionen verfliegen. **Rot** strahlt Erotik und Tatkraft aus, es energetisiert dich am meisten. **Türkis** vermittelt deinem Gegenüber deine kreative Herzenskommunikation. **Grün** gibt dir Raum, lässt dich besser atmen. Mit **Blau** passt du dich an; um in der Menge nicht aufzufallen, uniformierst du dich, wie die berühmten Bluejeans zeigen. Mit **Violett** und **Magenta** kannst du deine spirituelle Neigung oder deine Liebe zum Göttlichen ausdrücken.

Dies sind nur einige wenige Botschaften, die die Farben uns übermitteln. Jede Farbe sendet eine Fülle verschiedener Signale auf verschiedenen Ebenen aus – auf emotionaler, mentaler, spiritueller, körperlicher und symbolischer Ebene –, die von Mensch, Tier und Pflanze auch auf unterschiedlichen Ebenen empfangen und umgesetzt werden.

Seit Anbeginn der Zeiten nutzt der Mensch die Botschaften der Farben, genau wie heute in der neuen ganzheitlichen Informationsmedizin, als Informationen, die sein System verwerten und zur Harmonisierung und Selbstheilung aller körperlichen und feinstofflichen Disbalancen verwenden kann. Unabhängig von unserem physischen Auge nimmt das höhere Bewusstsein Farbe und Licht wahr. Der Mensch kann ohne Farbe nicht leben. Farbe ist sein Begleiter vom ersten bis zum letzten Moment dieses Erdenlebens, aber auch der Begleiter seiner Seele von Inkarnation zu Inkarnation. Seine Seele gleitet auf einem individuellen Farbstrahl in dieses Leben, und sie verlässt es auch wieder auf diesem Farbstrahl, wie uns das Ägyptische und das Tibetische Totenbuch, ebenso der Maya-Kodex Kenntnis geben und wie wir von Nahtoderfahrungen, vor allem aber von den Aufgestiegenen Meistern und dem hellsichtigen Rudolf Steiner wissen. Diesen Farbstrahl nennt man »Seelenstrahl«, da die Seele immer wieder auf dem gleichen Farbstrahl inkarniert. So wie wir einen Schutzengel haben, begleitet uns auch ein Engel der Farbe durch unser Leben: der Engel unseres Seelenstrahls.

Vicky Wall

Vicky Wall –
die Botschafterin der Farben

»Ich habe in den Äonen der Zeit gesucht.
Was ich gefunden habe,
ist alter Wein in neuen Flaschen,
geboren für das neue Zeitalter.«
Vicky Wall

Vicky Wall brachte der Welt mit dem einmaligen Geschenk von Aura-Soma ein System, das es jedem ermöglicht, in den Spiegel der Farbenpracht seines Wesens zu schauen, seine Gaben und Geschenke darin zu erkennen, seine Liebesfähigkeit und Heilkraft wiederzuentdecken und sie in den Dienst der Transformation der neuen Zeit zu stellen.

Vicky Wall war reine, bedingungslose Liebe, eine Meisterin unter den Seherinnen; sie galt als eine der ersten Botschafterinnen der neuen Zeit. Selbstlos stellte sie ihre Arbeit und ihr Leben unter die Führung Gottes und in den Dienst der Menschheit.

Die Welt der Farben, Pflanzen und Kristalle, die Gesetzmäßigkeiten von Licht, Klang und Zahlen sowie das Wissen um natürliche Heilmethoden wurden ihr bereits als Kind durch ihren Vater zugänglich gemacht; er war ein chassidischer Meister der Kabbala.

Als sie eines Nachts, bereits halbblind, jedoch aurasichtig, in Trance die ersten Equilibrium-Öle von Aura-Soma herstellte, war ihr bewusst, dass sie ein Geschenk aus einer anderen Welt waren, ein Geschenk an die Menschheit zur Entwicklung des Lichtkörpers.

Spiegel der Seele

Aura-Soma – Ausdruck des Spiegels der Seele

»Du bist die Farben, die du wählst,
und diese spiegeln
die Bedürfnisse deines Wesens!«
Vicky Wall

Dieser Schlüsselsatz Vicky Walls zu Aura-Soma lässt ahnen, welche Rolle Farbe in unserem Leben spielt.

Aura-Soma ist ein nicht eingreifendes, lebendes System zur Bewusstseinserweiterung, aus dem Mysterium geboren. Es erlaubt uns, durch überbewusste Wahrnehmung die tieferen Muster unserer Seele zu erkennen und alte Narben zu heilen. Die Equilibrium-Öle spiegeln die persönlichen Bedürfnisse des Individuums, aber auch sein Licht und seine Schatten, seine Geschenke und die Stolpersteine auf dem Lebensweg.

Die Farben, die du in einem Vier-Flaschen-Reading wählst, sind der Farbcode deiner Seele durch die Zeiten; sie reflektieren jedoch auch deine momentane Stimmung, deine Lebensumstände sowie deine körperlichen Bedürfnisse. Sie zeigen dir durch die Botschaft der Farben, welche Engel und Meister dich in deiner momentanen Situation auf dem Weg zur Transformation unterstützen können. Der Aura-Soma-Berater hilft dir, die Farbbotschaften deiner Seele zu entschlüsseln.

Die Engel als himmlische Lichtbringer

»Ich glaube an Engel,
an das Licht, das niemals versagt;
mit allem, was in mir ist, glaube ich,
dass eine Kraft in uns ist, die uns beschützt
und in das wahre Licht führt.«
Vicky Wall

Hast du dich jemals gefragt, warum es in dem wunderschönen Lied von Engelbert Humperdinck heißt: »Abends will ich schlafen gehen, vierzehn Englein um mich stehn ...«?
Hier ist die Rede von den vierzehn Engeln der Farben, die jeweils einen Farbstrahl des Regenbogens inklusive des weißen, gebündelten Strahls repräsentieren, einen Strahl, auf dem wir geboren worden sind und mit dessen Eigenschaften wir uns

identifizieren. Da wir mit unserem Chakrasystem alle Farben in uns tragen, reflektieren die jeweiligen Engel mit ihren farbeigenen Qualitäten zugleich die entsprechenden Facetten in uns.
So können wir sie rufen, uns mit ihnen verbinden, um an einem bestimmten Aspekt unseres Lichtkörpers zu arbeiten, und sie bitten, uns in unterschiedlichen Lebenssituationen zu unterstützen. Indem du die Engel in dein Leben einbeziehst, entdeckst du mehr und mehr deine eigene wahre Engelnatur, den Engel in dir, den es zu befreien gilt.

Entschlüssle das Geheimnis in dir und öffne dich für Wunder! Die Beschäftigung mit deinem persönlichen Farb-Engel und seiner Lichtbotschaft führt dich zur Eigenreflexion und der ehrlichen, authentischen Erkenntnis, was in dir und in deinen Chakras schlummert. Er leitet dich an, dein Licht, aber auch deine Schatten und Ängste zu erkennen, zu erfühlen und mit seiner Hilfe zu durchschreiten, um deine dahinterliegende Stärke zu realisieren.

Teil 3 – Individuelle Zielsetzung

Den persönlichen Engel auswählen und Ziele der Begegnung definieren

Finde einen ruhigen, ungestörten Platz, um dich auf deine persönliche Engelreise vorzubereiten.
Sei dir vor der Begegnung mit deinem Farb-Engel im Klaren, was du von ihm erbitten möchtest oder erwartest.
Schließe für einen Moment die Augen und frage dich, was du in deinem Leben ordnen möchtest, welche Blockaden du lösen, welche Ängste und Schatten du erlösen willst. Mit dieser Intention wähle deinen persönlichen Engel der Farben. Der passende Engel wird sich dir zeigen.

Es liegt an deiner individuellen Zielsetzung, welchen Zugang du zu den Engeln der Farben wählst:

- Du kannst eine Seite von Teil 4 dieses Buches (S. 31 ff.) intuitiv aufschlagen, um dann die Begegnung mit diesem Engel auszukosten.
- Oder du schließt deine Augen und bittest die Engel der Farben, dir einen Farbstrahl zu zeigen, der in diesem Moment für dich wichtig ist. Wähle dann den Engel jener

Farbe aus, um seine Gaben und Geschenke zu nutzen und die Themen zu bearbeiten, bei denen er dich unterstützt.

- Vielleicht kennst du bereits deinen Seelenstrahl und weißt, wer dein persönlicher Engel der Farbe ist. Dann wirst du wohl zunächst mit ihm deine Lichtreise antreten.
- Eine weitere Option ist, anhand der lichtvollen Engelbilder in Teil 4 zu entscheiden, welches dein Herz am meisten berührt.

Erlaube dir, dass dich dein Farb-Engel auf liebevolle Weise unterstützt: Er hilft dir, nicht nur dein Licht und dein Potenzial zu erkennen, sondern auch deine Ängste und Schatten ohne Wertung anzusehen, anzunehmen und zu durchschreiten, damit du durch seine Begleitung lernen und wachsen kannst.

Schaffe dir ein Engelbüchlein an, in das du alle Eindrücke und Begegnungen während und nach den Heil-Visualisierungen einträgst. Hier kannst du auch deine Träume und Erkenntnisse während der Periode der Engelarbeit festhalten.

Es ist sehr schön, vor jeder Meditation den passenden Pomander in einem kleinen Ritual (siehe Anhang, S. 104) in deine Aura einzubringen und einzuatmen, um dich auf die Botschaften einzuschwingen, und nach der Heil-Visualisierung das passende Equilibrium-Öl anzuwenden.
Bitte auch die Devas der angegebenen Kristalle und Pflanzen, deine Reise zu begleiten: entweder in geistiger Form oder indem du deinen Rückzugsplatz mit den entsprechenden Blüten und Kristallen schmückst.

Eine wunderbare Einstimmung ist auch das Singen oder Hören eines Engel-Mantras.

Und nun wünsche ich dir viel Spaß bei der Reise deiner Seele mit den Engeln der Farbe.

Anmerkung:

Die Engel der Farben sind androgyne Wesen. Dennoch habe ich sie mit unterschiedlichen Energien wahrgenommen.
Einige Engel strahlen eine ausgesprochen männliche Energie aus, wie Phaenaelohel, der Engel der Transformation.
Pharaniel hingegen, der Engel der Lebensfreude, und mehrere andere Engel wirken eindeutig weiblich.
Dann gibt es noch jene Engel, wie Ramael, die sowohl maskulin als auch feminin erscheinen können.
Wenngleich die weiblichen Engelnamen im Deutschen eine Endung mit »a« vermuten lassen würden, wie möglicherweise »Pharaniela«, wurden mir die hier im Buch genannten Namen von den Engeln durchgegeben und bestätigt.
Um die Wahrnehmung des Geschlechts der Engel für alle Leser individuell offen zu halten, verwende ich nur männliche Pronomina – im Sinne des im Deutschen maskulinen Wortes »*der* Engel«.

Teil 4

Die Engel der Farben und ihre Gaben

Christophel

Engel des roten Strahls

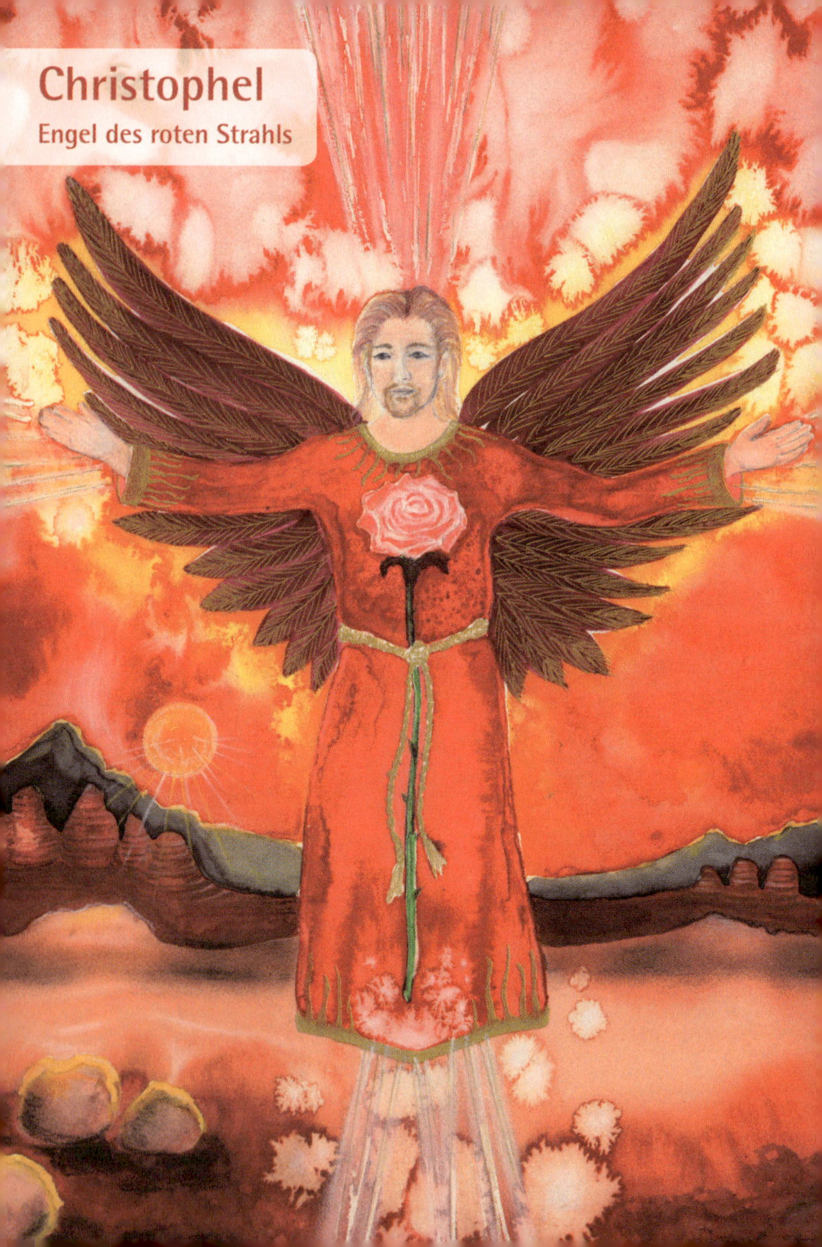

Christophel – »Liebe Gottes«

Christophel ist der Engel der opferbereiten Liebe und Vergebung.
Von Christophel geht eine mächtige, alles durchströmende Liebesenergie aus. Seine burgunderrote, golddurchsetzte Aura und die tiefroten Flügel vermitteln das Gefühl von Kraft und Stärke. Alles an ihm strahlt Liebe aus. In seinen Augen voller Wärme setzt sich sein liebevolles, einladendes Lächeln fort.

Christophels Botschaften und Geschenke an uns:

- Er lehrt uns, bedingungslose, opferbereite Liebe zu leben
- Er bringt die Liebe zur Erfüllung
- Er führt uns zur Vergebung
- Er erdet und verwirklicht alles: Liebe, Pläne und Projekte
- Er gibt uns Mut und Kraft
- Er füllt Lebensenergie nach schwerer Krankheit auf
- Er unterstützt bei der Geburt
- Er spendet Kraft für Gaia, die Mutter Erde
- Er verhilft zu Konzentration
- Er eint Menschen aller Rassen, Religionen und Nationen

Christophel lässt uns folgende Schatten und Ängste erkennen und hilft sie zu durchschreiten:

Fordernde Liebe • Sexuelle Blockaden • Wertung und Verurteilung • Gewalt • Frust und Wut • Mangelnde Erdung

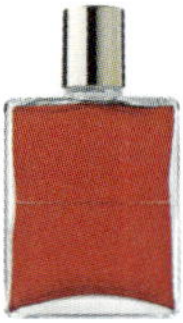

Christophels Botschaften und Geschenke werden durch das Equilibrium-Öl B6 und den roten Pomander unterstützt. Das Öl B6 regt das Basis-Chakra an.

Devas der Pflanzenwelt

Das höchste und dauerhafte Ziel der wunderschönen Devas der **roten Rose** ist es, den Duft und die Energie der wahren, tiefen Liebe zu verströmen.

Die Devas des **Christsterns** werden regelmäßig zu Weihnachten, dem Fest der Liebe, aktiv, um an den Sinn der Geburt Christi zu erinnern.

Devas der Kristallwelt

Die Devas des **Rubins** bringen Liebe und Leidenschaft ins Leben und fürs Leben und motivieren uns, Ziele zu verwirklichen. Ihre weiteren Geschenke sind Wertschätzung für uns selbst und Steigerung unserer sexuellen Attraktivität.

Die Devas des **Karneols** verankern in der Gegenwart, motivieren für Erfolg im Beruf, schenken Mut und Vitalität und bringen Tagträumer zurück in die Wirklichkeit.

Heil-Visualisierung mit Engel Christophel

Schließe die Augen. Spüre, wie sich die Liebe und Wärme von Christophel um dich aufbaut, der nun vor dir erscheint und dich voller Liebe anlächelt.
Er reicht dir die Hände, und im gleichen Moment taucht vor dir eine Landschaft mit mächtigen roten Bergen auf, angestrahlt von einer goldroten Abendsonne.
Auf Christophels Bitte hin nimmst du Platz auf dem ungewöhnlichen roten Boden. Sogleich durchströmen dich die Hitze und Kraft von Gaia, der Mutter Erde. Du spürst, dass deine Wurzeln vom Ende der Wirbelsäule aus tief in die Erde wachsen und dich mit ihr verbinden. Du bist erfüllt von großer Dankbarkeit und Zuneigung für dieses Wesen Erde, das dich trägt und nährt.
Christophel fordert dich nun auf, eine dunkelrote Rosenblüte in deinem Herzen zu visualisieren. Während du ausatmest, siehst du einen roten Lichtstrahl durch den Stängel der Rose hindurch zu deinen Wurzeln in der Erde gleiten. Gleichzeitig schickst du einen Strahl über die Wirbelsäule nach oben, über das Scheitelchakra hinaus, ins Universum, sodass ein senkrechter Lichtkanal entsteht; dort lädt sich der Lichtstrahl mit der unendlichen, allumfassenden Liebe, der Quelle des Seins, auf. Und während du einatmest, bringt der Lichtstrahl die Liebe von Erde und Universum zurück zur Rose in der Mitte deines Herzens.
Wiederhole diese Atemtechnik mehrere Male, den Strahl aussendend und Liebe einatmend, bis du ganz angefüllt bist mit Liebe.

Breite nun deine Arme waagerecht aus. Sodann schicke mit dem nächsten Ausatmen diese Liebe vom Herzen aus über deine ausgestreckten Arme hinaus, rund um den gesamten Erdball, an alle Wesen dieser Erde. Ein Vielfaches dieser Liebe kommt beim Einatmen von all jenen Wesen an dich zurück.
Auch diesen Atemzyklus wiederhole mehrfach, bis du ganz im Einklang mit ihm bist.
Nun mache diese beiden Zyklen über längere Zeit im Wechsel: Ausatmen und Einatmen in Verbundenheit mit der Erde und dem Universum; dann Ausatmen rund um den Erdball und Einatmen zurück zur Rose des Herzens. Es entsteht ein schwingendes Kreuz des Atems der Liebe, dessen Mittelpunkt dein Herz ist.
Du bist ganz erfüllt von der Liebe aller Wesen, die bedingungslos zu dir strömt.
Plötzlich erscheinen vor deinem inneren Auge alle Menschen, mit denen du je Zwist oder Unstimmigkeiten hattest oder noch hast. »Nimm sie in deinen Herzensraum«, sagt Christophel, »und teile mit ihnen die Fülle der Liebe, die jetzt in dir ist, denn auch sie sind Christus und somit reine Liebe. Ihr Geist ist der Geist Gottes, so wie deiner, rein und unschuldig. Lass jeden von ihnen wissen, dass alles vergeben und aufgelöst ist, was je zwischen euch stand. Danke ihnen in Liebe für alles, was du durch sie lernen durftest.«
Aus der Fülle der Liebe heraus ist es ganz leicht, auch dir selbst zu vergeben.
Voller Dankbarkeit reichst du Christophel die Hand, damit er dich ins Hier und Jetzt zurückführt.

Rosmael

Engel des pinkfarbenen Strahls

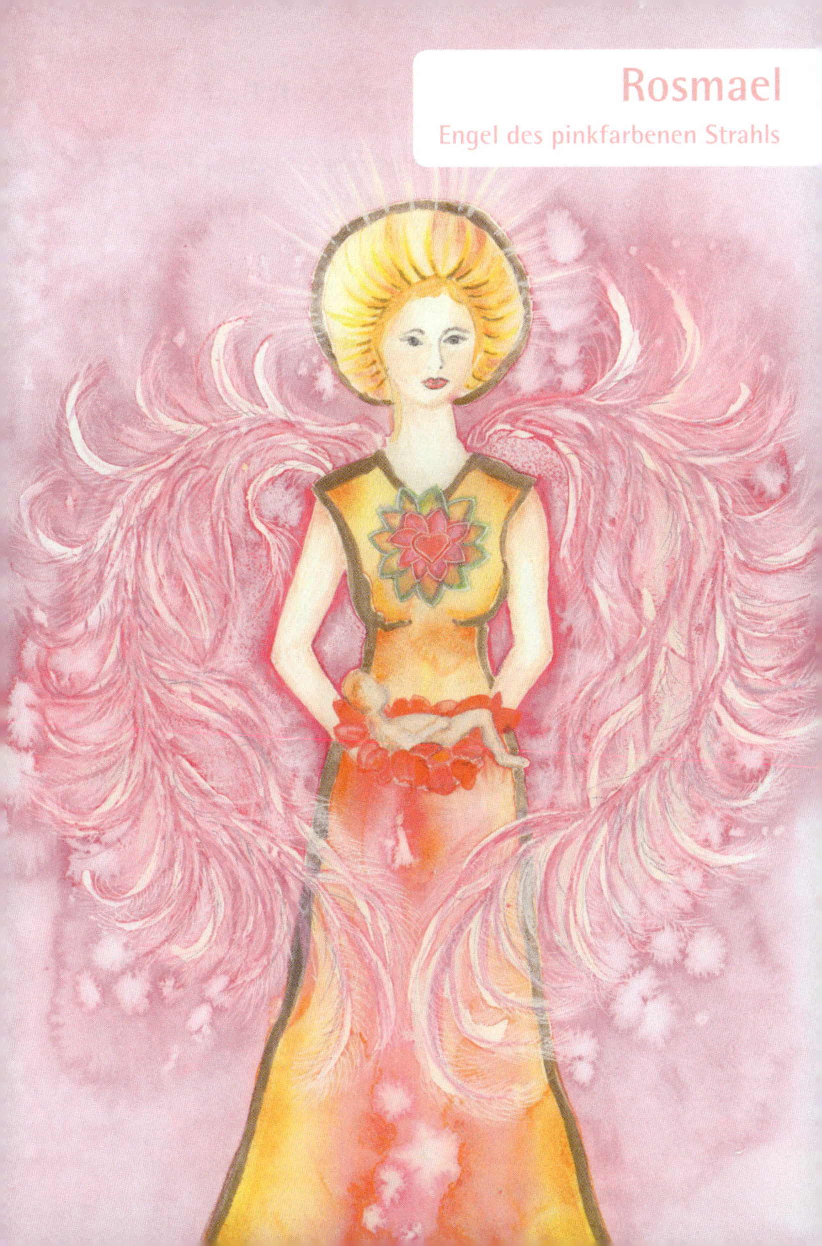

Rosmael – »Liebende Kraft Gottes«

Rosmael ist der Engel der Selbstliebe und der bedingungslosen Liebe, des Klangs und der sanften weiblichen Kraft.
Er ist ein zarter, weiblicher Engel mit fast durchscheinenden hellrosafarbenen, feinfiedrigen Flügeln.
Trotz seines sanften Lächelns geht eine immense Kraft von ihm aus, eine starke weibliche mütterliche Energie der bedingungslosen Liebe.
Sein Erscheinen wird begleitet von einem Duft von Rosen und Wicken.
Sobald Rosmael erscheint, löst sich jegliche Aggressivität im Raum auf, und reine Liebe ist spürbar.

Rosmaels Botschaften und Geschenke an uns:

- Er schenkt uns Selbstliebe
- Er macht uns liebesfähig
- Er führt zu Sanftheit und Zartheit in der Liebe
- Er hilft bei Liebeskummer
- Er begleitet werdende Mütter
- Er umhüllt uns mit Geborgenheit
- Er lässt uns Klang und Musik zur Heilung nutzen
- Er lehrt uns, Verantwortung für Worte und Gedanken zu übernehmen

Rosmael lässt uns folgende Schatten und Ängste erkennen und hilft sie zu durchschreiten:

Nicht erwachsen werden zu wollen • Liebesblindheit • Keine Verantwortung übernehmen zu wollen • Angestaute Aggressionen, Wut und Zorn

Rosmaels Botschaften und Geschenke werden durch das Equilibrium-Öl B81 und den pinkfarbenen Pomander unterstützt. Das Öl B81 regt das pinkfarbene Chakra an, den durchleuchteten weiblichen Anteil des roten Chakras.

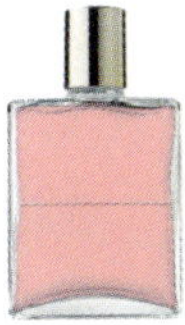

Devas der Pflanzenwelt

Die **rosafarbene Rose** ist umgeben von ihrer Wärme verströmenden Deva der Liebe und Zärtlichkeit, die uns die bedingungslose Liebe lehrt.

Die Deva der **rosafarbenen Malve** sorgt dafür, dass der Samen als Aphrodisiakum wirkt. Die Blüte schenkt den Frauen Fruchtbarkeit und stärkt die Gesundheit der Neugeborenen.

Devas der Kristallwelt

Die **Rosenquarz**-Devas schenken Zugang zur wahren Essenz der Liebe. Sie reinigen und öffnen das Herz auf allen Ebenen; sie bringen tiefe Heilung für alle Themen der Liebe.

Der **pinkfarbene Muskovit** ist ein mystischer Stein, dessen Devas im engen Kontakt zur Engelwelt stehen und zu den Devas aus allen Reichen. Er stimuliert die Achtsamkeit des Höheren Selbst, unterstützt Astralreisen und hilft uns, unsere Projektionen zu erkennen.

Heil-Visualisierung mit Engel Rosmael

Nimm den Kristall deiner Wahl in eine Hand und lade seine Devas zu deiner Unterstützung ein. Benutze den pinkfarbenen Pomander.
Schließe deine Augen, während du langsam ausatmest.
Der Engel Rosmael erscheint sogleich vor dir; Liebe verströmend lächelt er dich an und gibt dir auffordernd eine weiche, pinkfarbene Robe. Du schlüpfst hinein. Angenehm schmeichelnd schmiegt sie sich an deinen Körper, wie eine zweite rosafarbene Haut.
Nun reichst du Rosmael die Hand und er geleitet dich in einen Rosengarten voller duftender Blüten. Ganz behutsam, wie ein Kind, wirst du von Rosmael auf die samtigen Rosenblätter gebettet, mit denen der Boden übersät ist. Sie umschließen dich sogleich, sodass du dir vorkommst, als würdest du im

Inneren einer Rosenblüte liegen. Kaum ruhst du in deinem Rosenbett, da umspielen wundervolle zarte Klänge dein Herz mit tänzerischer Leichtigkeit und lassen sich ganz tief darin nieder. Sanft legen sich die Flügel Rosmaels um dich in deinem Rosenkokon und wiegen dich hin und her. Das gibt dir ein Gefühl der Schwerelosigkeit und Geborgenheit, als wärst du ein Embryo, umspült vom Klang der Erde, im pinkfarbenen Fruchtwasser von Mutters Schoß.

Eine unendliche Liebe und zugleich eine immense dich stärkende Kraft strömen von Rosmael und all den Rosen-Devas in dein Herz. Du selbst wirst zu Duft, zu Farbe, zu Klang. All deine Fragen und Ängste erscheinen dir nichtig, klein, nicht mehr wichtig. Sie lösen sich auf im Strom der Liebe.

Genieße diesen Zustand, solange du möchtest. Eine wunderbare beruhigende Gewissheit steigt in dir auf, dass keine Angst der Welt dir je etwas anhaben kann, solange du nur in der Liebe bist. Dieses sichere Wissen verleiht dir Stärke, Kraft und den Mut, Verantwortung für dein Leben zu übernehmen.

Nun bist du bereit, mit Rosmael zurückzukehren ins Hier und Jetzt.

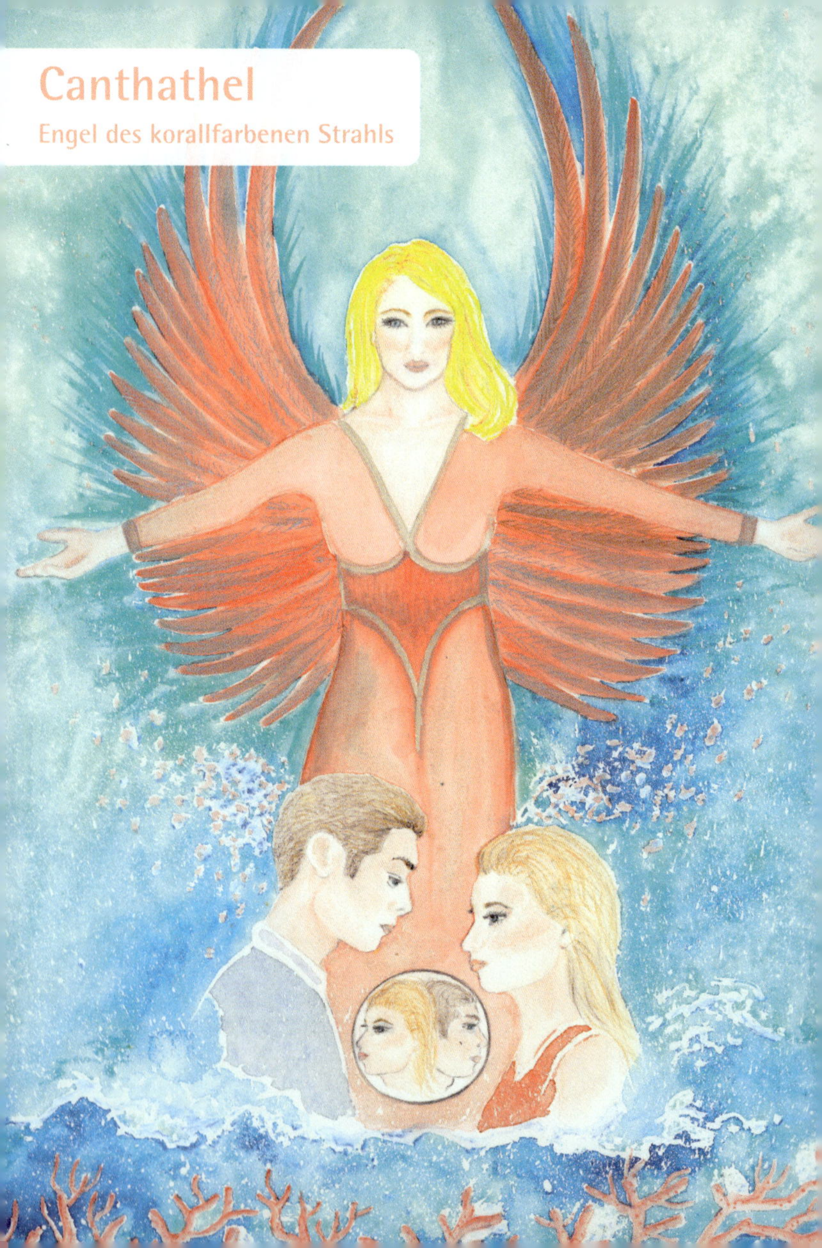
Canthathel
Engel des korallfarbenen Strahls

Canthathel – »Liebender Gesang Gottes«

Canthathel ist der Engel des neuen Christusstrahls und der Erlöser vom Schmerz unerwiderter Liebe.
Er zeigt sich feminin-zart, silbrig-korallig, wie schaumgeboren aus den Wellen des Meeres, als würde er aus einer riesigen Koralle herauswachsen.
Eine Einheit mit ihm bildend, erscheint vor ihm ein junges Paar, das sich gegenübersteht, sich an den Händen hält und sich liebevoll anlächelt. Zwischen den Köpfen der beiden schwebt eine Glaskugel, in der sich jeweils das Gesicht des anderen spiegelt. Canthathels Arme sind einladend weit geöffnet; sie strahlen Liebe, Trost und Freude aus.

Canthathels Botschaften und Geschenke an uns:

- Er bringt Heilung für karmische Verletzungen im Zusammenhang von nicht erwiderter oder zurückgestoßener Liebe
- Er lässt das Licht erkennen, das ins Wasser der Emotionen scheint
- Er spiegelt uns, was wir an uns nicht lieben
- Er gibt Mut, unsere Zartheit und Verletzlichkeit zu zeigen
- Er hilft uns, hinter dem Schein das Sein zu schauen
- Er lehrt Leben in der Gemeinschaft
- Er verbindet uns mit dem »neuen Christusstrahl«, der Liebe und Weisheit vereint

Canthathel lässt uns folgende Schatten und Ängste erkennen und hilft sie zu durchschreiten:

Sich selbst nicht vergeben zu können • Tiefsitzende karmische Schocks aus Liebesbeziehungen • Unsoziales Verhalten

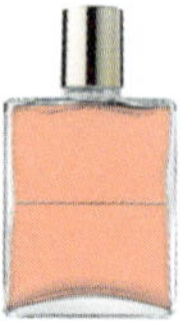

Canthathels Botschaften und Geschenke werden durch das Equilibrium-Öl B87 und den korallfarbenen Pomander unterstützt. Das Öl B87 regt das korallfarbene Chakra an, das zwischen dem roten und orangefarbenen Chakra liegt.

Devas der Pflanzenwelt

Die Devas der **korallfarbenen Rose** führen uns zur Vergebung gegenüber uns selbst und anderen und helfen uns, zu erkennen, dass Liebe nicht teilbar und daher für jeden in der gleichen Fülle vorhanden ist.

Devas der Kristallwelt

Die Devas der **Koralle** lehren uns, hinter der äußeren harten Schale des Scheins das Sein zu erkennen, und ermutigt uns, unsere eigene Sanftheit und Verletzlichkeit zu zeigen.

Heil-Visualisierung mit Engel Canthathel

Atme langsam aus und schließe dabei die Augen.
Du spürst Canthathels Flügel, die sich schützend um dich legen, und sogleich durchströmt dich ein Gefühl von liebevoller Annahme. Nun erkennst du auch seine zarte, fast durchscheinende Gestalt und nimmst eine riesige durchsichtige Kugel wahr, die euch beide umschließt. In dieser schützenden Kugel schwebt ihr gemeinsam auf ein helltürkis leuchtendes Meer zu, um darin einzutauchen. Die Klarheit des Wassers ermöglicht es, unzählige Korallen und Schwärme von bunt schillernden Fischen zu sehen, die durch die Glaswand der Kugel übergroß erscheinen, als würde man sie durch ein Vergrößerungsglas betrachten. Mit einem kleinen Ruck landet eure Kugel auf dem Hauptstamm einer weit verzweigten Koralle.
Eine zarte Melodie klingt an dein Ohr. Es ist der ewige Gesang der Meere und der Emotionen, den die Koralle auf dich überträgt. Die Klänge umspielen dich, dringen in alle deine Zellen und singen in dir ein Liebeslied. Du fühlst dich umgeben und erfüllt von Liebe, eins mit dem Meer und der Koralle, völlig versunken in einer anderen Welt.
Unerwartet steigt eine tiefe Verehrung für die Koralle in dir auf. Dieses Wesen scheint so hart, spröde und unnahbar, gibt jedoch liebevoll vielen Meerestieren Lebensraum und erhält das Gleichgewicht der Gemeinschaft unter Wasser. Den weichen Kern der Koralle erkennend, wirst du gewahr, dass nicht immer alles so ist, wie es zu sein scheint.
Plötzlich glaubst du, auf den Ästen der Koralle Menschen sitzen zu sehen, Menschen, die du aus anderen Inkarnatio-

nen kennst. Zu jenen Zeiten hast du sie unendlich geliebt; du liebst sie immer noch, und heute wie damals bist du beherrscht von der schmerzlichen Empfindung, dass du ihre Liebe nie gewinnen konntest. Sie waren einst deine Eltern, Kinder, ersehnte oder wirkliche Geliebte, Partner in vielen Leben. Immer näher rückend, werden sie auf die innere Spiegelwand der Glaskugel vergrößert projiziert.
»Schau genau hin!«, sagt Canthathel. »Sie zeigen dir, warum du stets meintest, sie hätten dich nicht geliebt oder hätten dich im Stich gelassen.«
Tatsächlich spiegeln sie dir jetzt in Großaufnahme, einer nach dem anderen, jene Eigenschaften, die du an dir selbst ganz und gar nicht liebst und die du dir nicht verzeihen kannst. Hier nun schauen dich diese Menschen aus deinen anderen Leben voller Zärtlichkeit an, verströmen unendliche Liebe für dich.
Verwundert wird dir klar, dass all die von dir geglaubte unerwiderte Liebe jene Anteile in dir selbst sind, die du an dir weder akzeptieren noch lieben kannst. In all jenen Leben waren es Projektionen deiner selbst auf die geliebten Menschen.
Nach dieser erlösenden Erkenntnis tritt einer nach dem anderen aus dem Spiegel, umarmt dich, wird eins mit dir, und ihr seid nur noch Liebe. Tränen der Erleichterung und Dankbarkeit lösen sich in dir und fließen so lange, bis du ganz licht und leicht bist.
Sodann steigt die Glaskugel wieder auf, und Canthathel entlässt dich in dein neues Leben, in dem du dich so liebst und akzeptierst, wie du bist.

Pharaniel

Engel des orangefarbenen Strahls

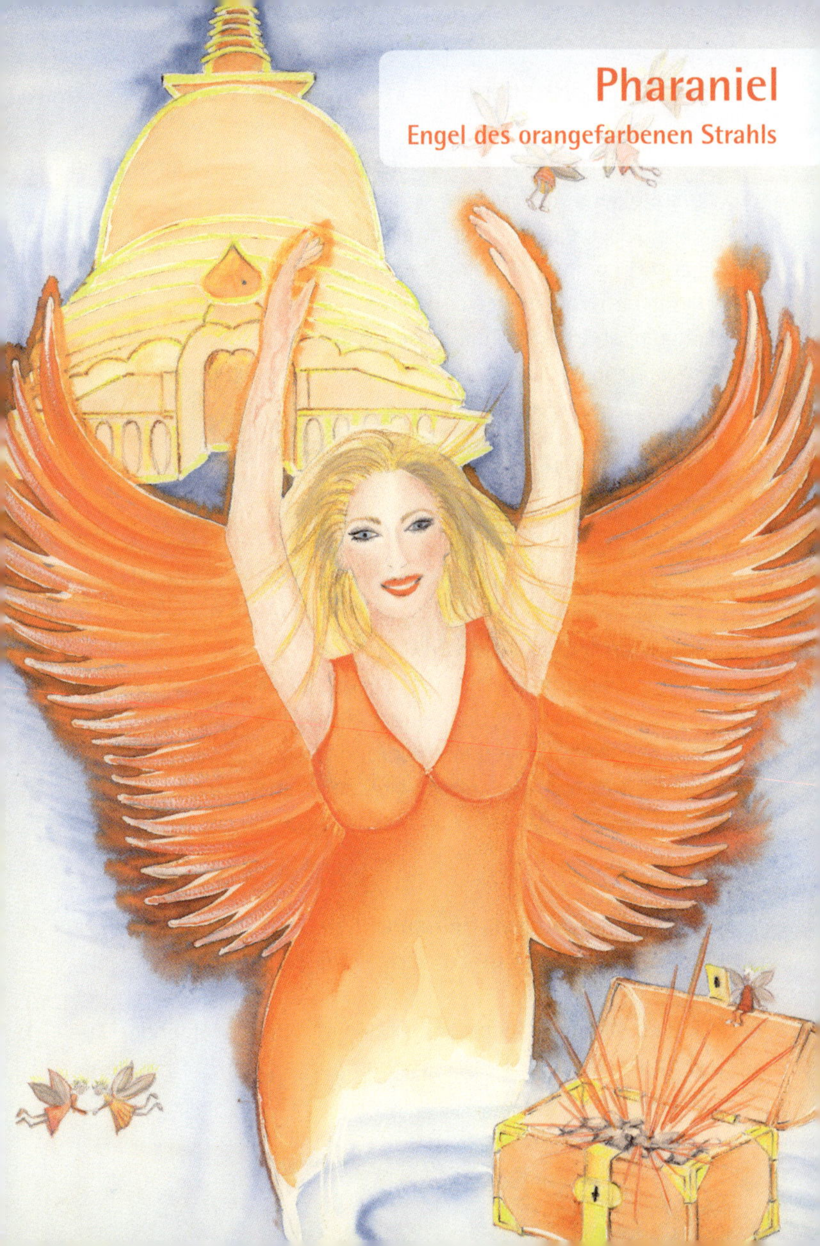

Pharaniel – »Tempel Gottes«

Pharaniel ist der Engel der Lebensfreude, der Ordnung und der Erlöser von Traumata.
Er ist ein weiblich-fülliger, geradezu erotisch wirkender Engel mit üppigen Flügeln, der saftige Lebensfreude ausstrahlt. Umgeben von mehreren kleineren orangefarbenen Cupido-Engeln, steht Pharaniel in den Wassern der Emotionen, das kreisförmige Wellen um ihn schlägt. Sein herzliches Lachen erklingt voller Lebensbejahung.

Pharaniels Botschaften und Geschenke an uns:

- Er hilft momentane und karmische Schocks loszulassen
- Er ordnet Chaos
- Er bringt uns Lebensfreude
- Er führt uns durch das Meer von Emotionen und unterstützt uns, den Schatz in der Tiefe zu finden
- Er öffnet für Freude an emotionalem Sex
- Er hilft uns, aus Abhängigkeiten zu entkommen
- Er fördert das Leben in einer spirituellen Gemeinschaft

Pharaniel lässt uns folgende Schatten und Ängste erkennen und hilft sie zu durchschreiten:

Schuldgefühle • Sucht und Abhängigkeiten • Fehlender Zugang zur Freude • Leben als Drama und Opfer • Emotionale Blockaden

Pharaniels Botschaften und Geschenke werden durch das Equilibrium-Öl B26 und den orangefarbenen Pomander unterstützt. Das Öl B26 regt das orangefarbene Chakra an, den Sitz der Emotionen.

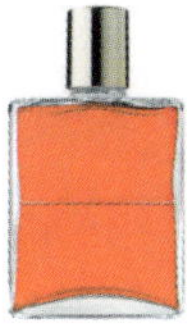

Devas der Pflanzenwelt

Die Devas der **orangefarbenen Rose** vermitteln Optimismus, Hoffnung und Lebensfreude und führen uns zur feurigen Liebe.

Die Devas des **orangefarbenen Rhododendrons** sind winzig, zäh und sehr umtriebig. Angriffen von außen halten sie stand durch Zusammenhalt, und diese Lebensweise vermitteln sie auch uns.

Devas der Kristallwelt

Die Devas des **Orangencalcits** unterstützen Channeling und außerkörperliche Erfahrungen und erlauben der Seele, sich zu erinnern, wenn sie in den Körper zurückkehrt. Emotionaler Stress wird durch sie reduziert und durch Humor ersetzt.

Der **orangefarbene Karneol** hilft uns dabei, die Angst vor dem Tod zu überwinden und den Zyklus von Leben und Tod zu akzeptieren.

Heil-Visualisierung mit Engel Pharaniel

Schließe die Augen und atme dabei langsam aus.
Rufe Pharaniel zu dir und lausche. Sogleich hörst du Lachen und siehst, wie Kinder und Engel, Elfen und Naturwesen in einem Orangenhain voller reifer, leuchtender Früchte um die Bäume tanzen und – Ketten bildend – fröhlich hintereinander her hüpfen.
Jemand ergreift deine Hand und nimmt dich mit zu den munteren Wesen. Es ist Pharaniel, der dich anlacht, dein von orangefarbigem Leuchten umgebener, fülliger Freuden-Engel. Ihr reiht euch in den Tanz des Lachens und der Lebensfreude ein. Wie in Kindertagen kommst du dir vor. Unbeschwert und glücklich hüpfst du mit den anderen im Reigen um die Bäume. Nichts scheint mehr von Belang, nur Heiterkeit und Leichtigkeit breiten sich in dir aus.
Der Kreis, in dem ihr tanzt, wird immer schneller und ausgelassener, die Sorgen und Ängste lösen sich unbewusst aus deinem Ätherkörper; sie fliegen mit jeder Umrundung des Orangenbaumes weit weg von dir, verflüchtigen sich in dem Lachen, das dich umgibt.
Die Hände lösen sich und ihr lasst euch ausgelassen auf die weiche Erde plumpsen wie die Kinder.
Vor euch ist ein kleiner See. Pharaniel fordert dich auf, für jeden deiner Ängste und Sorgen kleine Steine ins Wasser zu werfen. Aber dir fallen kaum noch Ängste ein, die meisten sind wie weggeblasen. So wirfst du einen symbolischen Stein für alle Probleme und Süchte, die du je hattest und im geringen Maße noch hast. Wo der Stein auf der Wasseroberfläche

auftrifft, bilden sich kreisförmige Wellen, die sich ausbreiten wie zuvor die Sorgen, die in deinem Herzen Wellen geschlagen haben. Aber der Stein, der Träger der übrig gebliebenen Probleme, fällt tief durch die Wasser der Emotionen, um auf dem Grund des Sees gereinigt in einer Schatztruhe zu landen.
»Siehst du«, sagt Pharaniel, »die Schatztruhe birgt dein wahres, ewiges Sein, das einfach *ist,* nachdem alle Dramen geklärt und bereinigt sind und der Stein nur mehr ein Stein ist. Lache und spiele! Wirf für alle Süchte, Ängste und Sorgen, die du je loslassen möchtest, weil sie dich daran hindern, frei zu sein, einen Stein und lass damit alles los.«
Mit grenzenloser Freude im Herzen bedankst du dich bei Pharaniel und kehrst zurück ins Hier und Jetzt.

Sohamael

Engel des goldenen Strahls

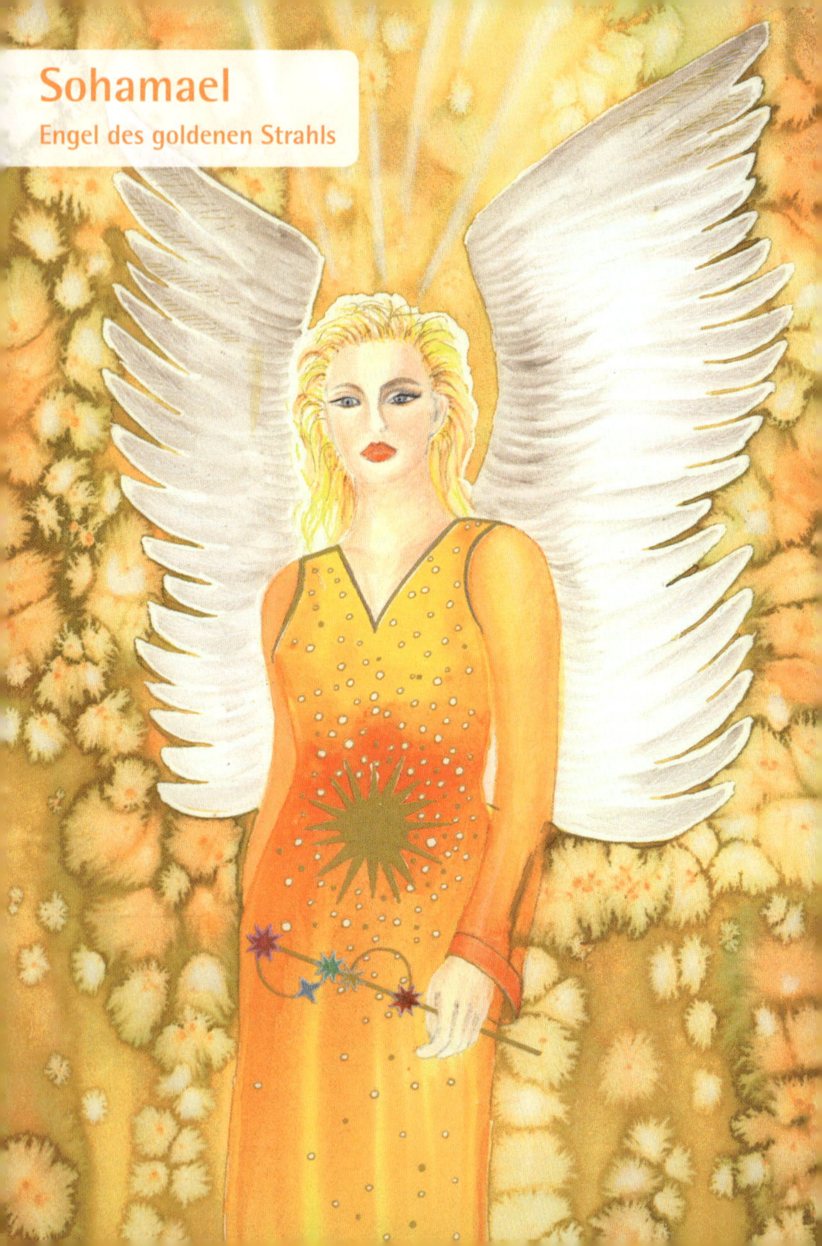

Sohamael – »Das ICH BIN Gottes«

Sohamael, der Engel der Weisheit und Fülle, ist zugleich der Inkarnations-Engel, Beschützer des goldenen Sterns in unserer Mitte, der uns mit unserer Lebensaufgabe verbindet.
Er ist dem goldenen Inkarnationsstern entsprungen. Strahlend schön wirkt das von goldenen Locken umrahmte Gesicht und beeindruckend seine ausladenden, üppig goldenen Schwingen. Tiefe Weisheit leuchtet aus seinem alles umfassenden Blick.
Er verbindet Körper und Geist zu dem wahren Sein, zum »ICH BIN«. Ein Selbstverständnis von Fülle geht von ihm aus.

Sohamaels Botschaften und Geschenke an uns:

- Er lässt uns eins werden mit unserem ICH BIN, unserem Wesenskern, und lässt uns daher in uns ruhen
- Er verschafft uns den Zugang zu unserer Lebensaufgabe
- Er verbindet uns mit unserer tiefen inneren Weisheit
- Er führt uns zum Fülle-Bewusstsein
- Er bestärkt unser Selbstwertgefühl
- Er lehrt uns die Balance zwischen Geben und Nehmen
- Er unterstützt uns bei Geldsorgen
- Er klärt Probleme innerhalb der Familie

Sohamael lässt uns folgende Schatten und Ängste erkennen und hilft sie zu durchschreiten:

Festhalten von Besitz und Wissen • Verwirrung hinsichtlich der eigenen Zukunft • Tiefe undefinierte Ängste • Traurigkeit • Burn-out und Panik • Erstarrung nach Schicksalsschlägen • Quälende, wiederkehrende, karmisch bedingte Eifersucht

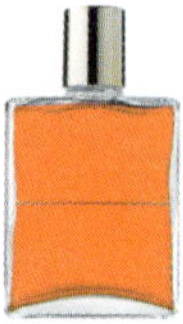

Sohamaels Botschaften und Geschenke werden durch das Equilibrium-Öl B41 und den goldenen Pomander unterstützt. Das Öl B41 regt das goldfarbene Chakra an, den Kern unserer wahren Aura.

Devas der Pflanzenwelt

Die Deva der **Golddistel** ist klein, aber zäh und hält sich bescheiden im Hintergrund. Aber sie verleiht ihrer Pflanze große Reinigungskraft.

Die üppige Anzahl der **Goldregen**-Devas verhelfen uns zum Fülle-Bewusstsein und verbinden uns mit Geldsegen.

Devas der Kristallwelt

Die Devas des **Goldtopases** stärken das Selbstvertrauen. Sie erinnern an unsere göttliche Herkunft und helfen, uns bewusst mit den höchsten Kräften des Universums zu verbinden. Der Goldtopas lädt physische und spirituelle Batterien wieder auf und lehrt uns Großzügigkeit im Geben.

Die **Bernstein**-Devas bieten starken Schutz.

Heil-Visualisierung mit Engel Sohamael

Benutze den goldenen Pomander, atme langsam aus und schließe deine Augen.
Du nimmst sehr schnell ein goldenes Licht wahr, ein warmes Prickeln auf der Haut, als würde die Sonne dich erwärmen, und siehst den goldenen Engel Sohamael vor dir. Er leuchtet dich an und strahlt tief in dein Herz.
Erst jetzt erkennst du, Sohamael hat einen Begleiter, ein weißes Dromedar, das dich anlächelt und dich auffordert, es zu besteigen. Im Nu siehst du dich in einer weiten, goldenen, flimmernden Fläche glitzernden Sandes reiten, die durchzogen wird von einzigartig geformten, wellenartigen, goldenen Dünen.
Das Dromedar setzt dich auf einer dieser Dünen ab und bittet dich wortlos, in Richtung der untergehenden Sonne Platz zu nehmen.
Alles um dich herum ist in ein goldgelbes Licht getaucht. Während du den warmen Sand unter dir fühlst und in die unendliche Stille lauschst, wirst du ganz ruhig; du merkst, wie die Sonne deinen Bauch wärmt, und spürst nur noch dich selbst. Alles ist reduziert auf *dich*.

Eine große Dankbarkeit steigt in dir auf, derartig eins sein zu dürfen mit dem Essenziellen, aus dem auch du bestehst: dem Licht und der Erde.
Du erkennst die goldene Fülle des Nichts, die *alles* ist; die Fülle des Lichtes und eines jeden einzelnen goldenen Sandkorns, das alles in sich trägt, so wie auch du selbst alles in dir trägst.
Bilder steigen in dir auf, Bilder von Inkarnationen in den Kulturen und Ländern des Lichtes und der Wüste, die gleichzeitig gesegnet waren von Prunk und Fülle. Sie öffnen den Zugang zu deiner alten Weisheit. Dein altes Wissen kann wieder an die Oberfläche deines Bewusstseins dringen, um dich im Hier und Jetzt zu leiten und zu tragen.
Ganz klar wirst du gewahr, worin die Fülle des Lebens besteht: nämlich in jedem Moment, in dem du so mit dir selbst, mit deinem goldenen Stern, deinem wahren Sein verbunden bist wie eben jetzt und hier.
Zufrieden und glücklich legst du dich in den warmen Sand, jeden Sonnenstrahl in dich aufnehmend. Du bist dankbar für das Licht und die Ruhe, die deinen Körper durchströmen – bis ein leichter Hauch die Wärme mildert. Sohamael erscheint an deiner Seite und lächelt dich liebevoll wissend an.
Durch die Stille hindurch hörst du den Klang in dir selbst, dein »ICH BIN«, dein »SO HAM«, und weißt, Sohamael ist der Spiegel deines wahren Selbst. Er wird dir immer wieder helfen, den Lärm der Welt auszuschalten und dich mit dir selbst und deiner alten, tiefen Weisheit zu verbinden.
Gelassen öffnest du die Augen, eins mit dem Hier und Jetzt.

Kataniel

Engel des gelben Strahls

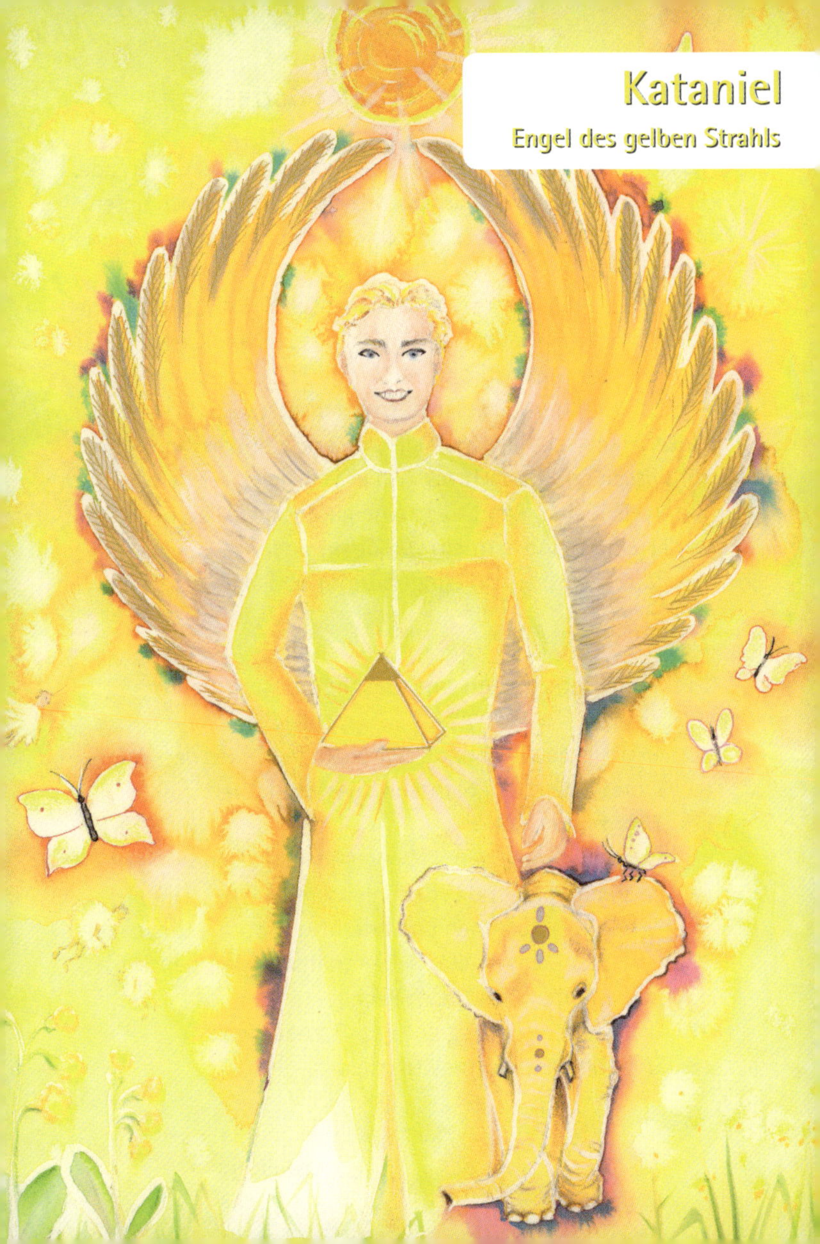

Kataniel – »Mittler Gottes«

Kataniel ist der Engel der Sonne, des Lichtes und der Freude. Er ist der Mittler, der alles Göttliche »von oben nach unten« bringt, Vermittler zwischen den Engeln, Naturwesen und Menschen.
Kataniel strahlt intensivstes Sonnenlicht aus. Kurze blonde Locken umranden sein lachendes männliches Gesicht, das reine Freude ausdrückt. Seine gelben Flügel sind mit violetten und türkisfarbenen Lichtern durchsetzt.
Linker Hand schmiegt sich ein kleiner Elefant an ihn, Symbol für Wissen und Gedächtnis, den er liebevoll streichelt.
Kataniels rechte Hand trägt eine gleichschenklige Pyramide, in der Ziffern und Formeln verborgen sind.
Umflattert wird er von eifrigen Devas und Elfen.

Kataniels Botschaften und Geschenke an uns:

- Er stellt die Verbindung zwischen den Devas der Pflanzen und den Menschen her und fördert Tierkommunikation
- Er wandelt Ängste und Depressionen in Liebe
- Er bringt Spaß und Leben in unseren Alltag
- Er hilft uns, zu lernen und erlerntes Wissen anzuwenden
- Er unterstützt bei allen Arbeiten mit Zahlen, geometrischen Körpern und beim Rechnen
- Er begleitet den Weg der Ego-Transzendenz
- Er stärkt das Selbstbewusstsein

Kataniel lässt uns folgende Schatten und Ängste erkennen und hilft sie zu durchschreiten:

Zu starkes Ego • Schuldgefühle • Depressionen • Selbstzweifel • Tiefe Ängste • Lernblockaden • Manipulation, Macht- und Konkurrenzdenken

Kataniels Botschaften und Geschenke werden durch das Aura-Soma Equilibrium-Öl B42 und den gelben Pomander unterstützt. Das Öl B42 regt das gelbe Chakra, den Solarplexus, an.

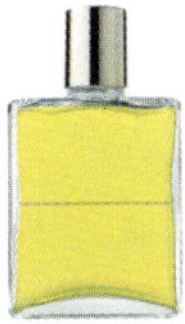

Devas der Pflanzenwelt

Die Devas der **Schlüsselblume** (Himmelsschlüssel) haben die Aufgabe, uns für den Frühling, den Neubeginn zu öffnen, und bringen uns den Schlüssel zum Glück und zur Freude.

Die Devas der **Sonnenblumen** unterstützen unser persönliches Wachstum und das stete Ausrichten auf das Licht.

Devas der Kristallwelt

Gelber Jaspis bringt Ruhe und Ganzheit in Zeiten des Stresses, reinigt die Chakras und stärkt den Solarplexus. Seine Devas unterstützen schamanische Reisen.

Gelber Sulfur absorbiert negative Energien und Emotionen. Seine Devas helfen, zerstörende Gedankenstrukturen zu unterbinden und Willensstärke zu verbessern.

Heil-Visualisierung mit Engel Kataniel

Schließe die Augen. Lege deine Hände auf den Bereich etwas oberhalb deines Nabels und atme tief ein und aus.
Spüre nun, wie allmählich ein gelbes Licht in diesen Bereich einfließt und wie es in deinem Inneren ganz hell und leicht wird. Im Außen verdichtet sich das Licht zu einem wunderschönen hellgelben Engel mit goldenen Flügelspitzen, der dich herzlich anlacht. Sein Lachen löst eine befreiende, bislang nicht gekannte Fröhlichkeit in dir aus. Es ist der Engel Kataniel, der dich auffordert, ihm zu folgen.
Dir den Weg weisend, umflattern dich Hunderte von leuchtenden Zitronenfaltern und verströmen eine wundervolle Leichtigkeit und Sorglosigkeit.
Um dich herum formt sich eine hellgelbe transparente Kugel, in der du plötzlich schwebst wie in einer Seifenblase, Kataniel an deiner Seite.
Während ihr über unendlich weite, in satt leuchtendem Gelb erblühte Rapsfelder gleitet, fordert dich Kataniel auf, dieses Gelb in dich aufzunehmen und es einzuatmen, sodass es dich ganz durchdringen kann.
Je mehr das Gelb in dich einströmt und eins wird mit dir, umso mehr fällt eine Last von deinen Schultern; kleine und große Pakete von Selbstzweifeln und Ängsten trennen sich

von dir, schweben hinab auf die Erde und lösen sich im Gelb der Felder auf. Leichter und leichter wirst du, steigst immer weiter in deiner Kugel nach oben und stimmst in das sorglose, fröhliche Lachen von Kataniel ein. Du kannst gar nicht aufhören zu lachen, und gleichzeitig öffnen sich dein Herz und deine Brust. Liebe und Dankbarkeit strömen in dich ein.
Nun merkst du, wie ihr auf einer Wiese voller hellgelber, zarter Schlüsselblumen landet und euch die Flugkugel an einem Teich absetzt. Der erfrischende Duft von Wiesenblumen steigt in deine Nase. Du siehst kleine Elfen um dich herum tanzen und die Devas der Schlüssel- und Sumpfdotterblumen sowie schillernde Libellen über dem Wasser ihren Reigen vollführen.
Ein inneres Schmunzeln macht sich breit, ebenso der Gedanke, dass nichts mehr unmöglich ist, wenn du sogar diese zauberhaften Wesen sehen kannst, die dich mit ihrer Sorglosigkeit anstecken. All deine Zweifel und Selbstzweifel haben sich zerstreut, der Knoten in deinem Bauch hat sich gelöst. Jegliche Konkurrenz- und Machtenergien haben sich aus deiner Aura verabschiedet. Von nun an bist du überzeugt, dass du alle deine Vorhaben bewältigst, dass du mit Freude und Selbstbewusstsein dein Leben und deine Arbeit genießen kannst und in Zukunft nur noch das tun wirst, was dich leicht und freudvoll stimmt.
In den schelmisch-fröhlichen Augen von Kataniel liest du seine Zustimmung. Er lässt dich wissen, dass du künftig, wenn Ängste und Selbstzweifel in dir auftauchen, nur in seinem gelben Licht zu baden brauchst oder dich wieder auf die gleiche Reise mit ihm begeben kannst.

Sophokhel

Engel des olivgrünen Strahls

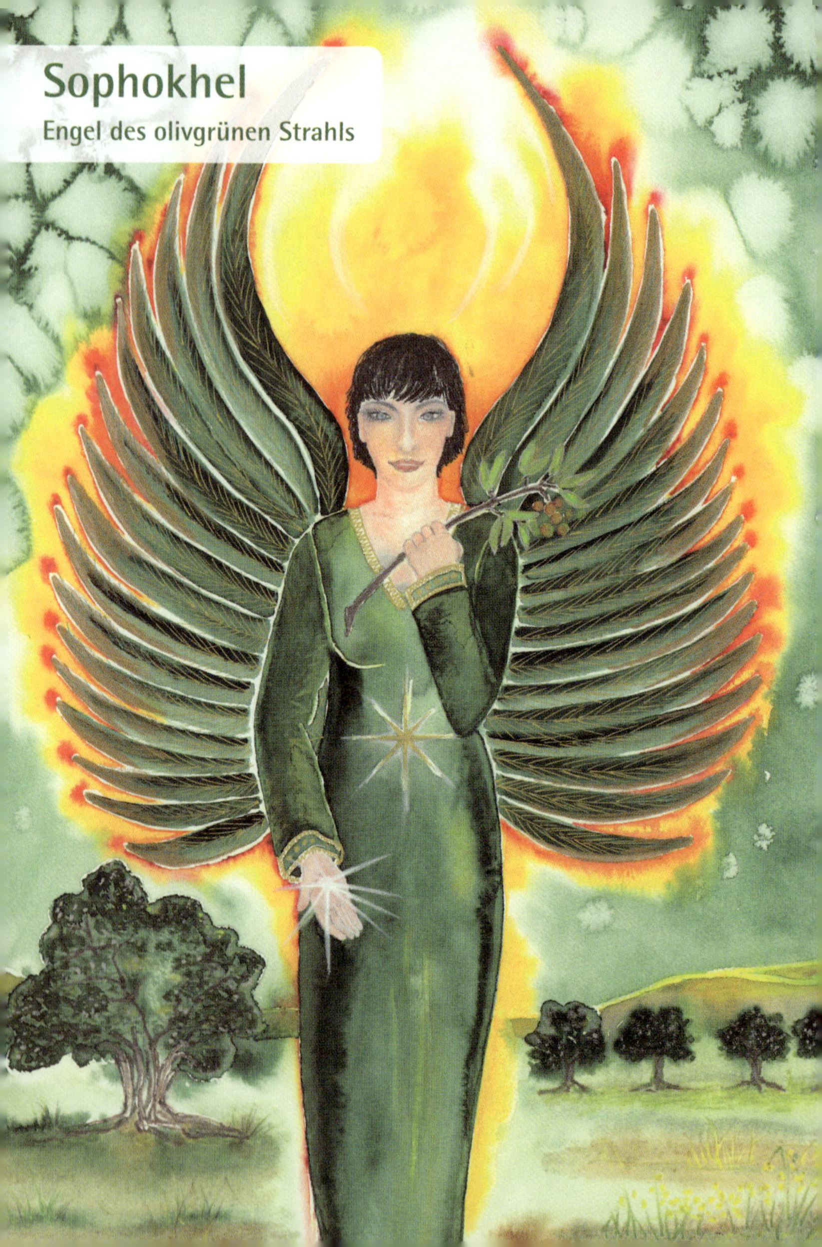

Sophokhel – »Herzkraft Gottes«

Sophokhel ist der Engel der weiblichen Führerschaft und der Süße des Lebens.
Er erscheint als archaischer, schlanker, weiblicher Engel mit kurzen schwarzen Haaren, die wie ein Helm das eher androgyne Gesicht umrahmen. Spartanisch ist sein Gewand, aber strahlend sein Lächeln.
Seine ganze Aura ist sonnendurchflossen und leuchtet olivmagenta, seine Flügel sind nach oben gerichtet, oliv mit goldgelben Flügelspitzen.

Sophokhels Botschaften und Geschenke an uns:

- Er verwandelt die Bitternis der Vergangenheit in die Süße des Lebens
- Er führt zur bewussten Entscheidung für das Leben
- Er hilft, unter schlimmsten Bedingungen zu überleben
- Er schenkt Beharrlichkeit und Ausdauer
- Er unterstützt weibliche Führerschaft
- Er fördert Initiativen zur Errettung aussterbender Pflanzen
- Er lässt erkennen, dass – wie bei der Olive – ein Marinierungsprozess (des Lernens und der Erfahrungen) notwendig ist, um zur süßen, genießbaren Reife des Lebens zu gelangen

Sophokhel lässt uns folgende Schatten und Ängste erkennen und hilft sie zu durchschreiten:

Probleme im Hinblick auf den Tod • In Bitternis, Ärger und Schuldzuweisungen zu verharren • Mangelnde Fähigkeit, loslassen zu können • Überbordender Luxus und Verschwendung

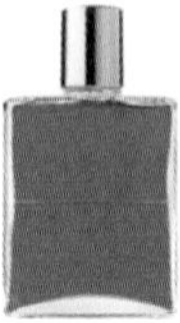

Sophokhels Botschaften und Geschenke werden durch das Equilibrium-Öl B91 und den olivfarbenen Pomander unterstützt. Das Öl B91 regt das olivgrüne Chakra an, das zwischen Solarplexus und Herzchakra liegt.

Devas der Pflanzenwelt

Die Devas des **Olivenbaums** umschwirren ihn in stetiger Betriebsamkeit. Uns unterstützen sie auf dem steinigen Weg zum Erfolg. Sie schenken Hoffnung auf Leben, wie der Olivenzweig im Schnabel der Taube nach der Sintflut.

Devas der Kristallwelt

Jade ist ein Glücksstein, der Reinheit und Strenge symbolisiert. Die Jade-Devas beruhigen den stets denkenden Verstand; sie helfen, negative Gedanken loszulassen, und schenken Harmonie, die aus der Weisheit erwächst.

Die Devas des kraftvollen Reinigungssteins **Peridot** öffnen, reinigen und aktivieren Solarplexus und Herzchakra und entsorgen sie von Altlasten, Schuld und Obsessionen. Sie sind kraftvolle Helfer, um die Vergangenheit loszulassen.

Heil-Visualisierung mit Engel Sophokhel

Atme aus und schließe deine Augen.
Sophokhels Leuchten durchdringt dich, bevor du ihn siehst. Schlicht und schlank steht er vor dir, reicht dir die Hand und geleitet dich zu einem riesigen, dunkeloliv-silbrig schimmernden Olivenhain. Die Erde ist hier dürr und trocken. Als wollte sie es kompensieren, strahlt die Sonne in voller Kraft auf dich hernieder und verkündet Leben.
Sophokhel bittet dich, Platz zu nehmen und dich an einen Olivenbaum zu lehnen, um dessen zähe Entschlusskraft zu spüren und in dich aufzunehmen. Sobald du den Stamm im Rücken fühlst und die Sonne im Gesicht, kehrt Ruhe in deinen hektisch denkenden Verstand ein. Langsam wird dein Geist leer, macht Platz für ein inneres, glückliches Lächeln. Du kannst ganz einfach loslassen, was dich unentwegt beschäftigt hat.
Die trockene, harte Erde unter dir spürend, begreifst du, welch ein Wunder so ein Olivenbaum ist. Ohne Wasser, in absoluter Kargheit, nur bestrahlt von der Sonne, überdauert er nicht nur monatelang, sondern bringt auch noch köstliche Früchte hervor und präsentiert sich in seinem wunderschönen samtig silbrig-oliven Kleid. Er zeigt dir, der Schlüssel liegt darin, in Geduld und Freude durchzuhalten.

Plötzlich erkennst du den Weg zum Erfolg. Beharrlichkeit und Ausdauer zu beweisen und gleichzeitig die scheinbar schlechten Voraussetzungen mit dem Licht der Klärung zu beleuchten, das bringt Möglichkeiten der Lösung, anstatt verzweifelt aufzugeben.
Dankbarkeit erfüllt dich für diesen geduldig im Sonnenlicht ausharrenden Olivenbaum, der dich an seinem schlichten Erfolgskonzept teilhaben lässt. Sein Beispiel gibt dir die Gewissheit, dass auch du deine Projekte und Pläne auf diese Weise dazu bringen kannst, Früchte zu tragen. Du beschließt, dich wieder für Schaffenskraft, Harmonie und Lebensfreude zu öffnen.
Wie einfach die Dinge doch sind, wenn man vertraut und loslässt. Dankbar und voller Tatendrang stehst du auf, schüttelst dich befreit wie ein Baum und lachst Sophokhel an. Du versprichst ihm und dir, dass du nun bereit bist, die Früchte deiner Anstrengungen zu ernten und die Sonne und Süße des Lebens zu genießen.
»Sag immer Ja zum Leben«, gibt dir Sophokhel noch als Rat mit, bevor er dich ins Hier und Jetzt entlässt.

Bahariel

Engel des smaragdgrünen Strahls

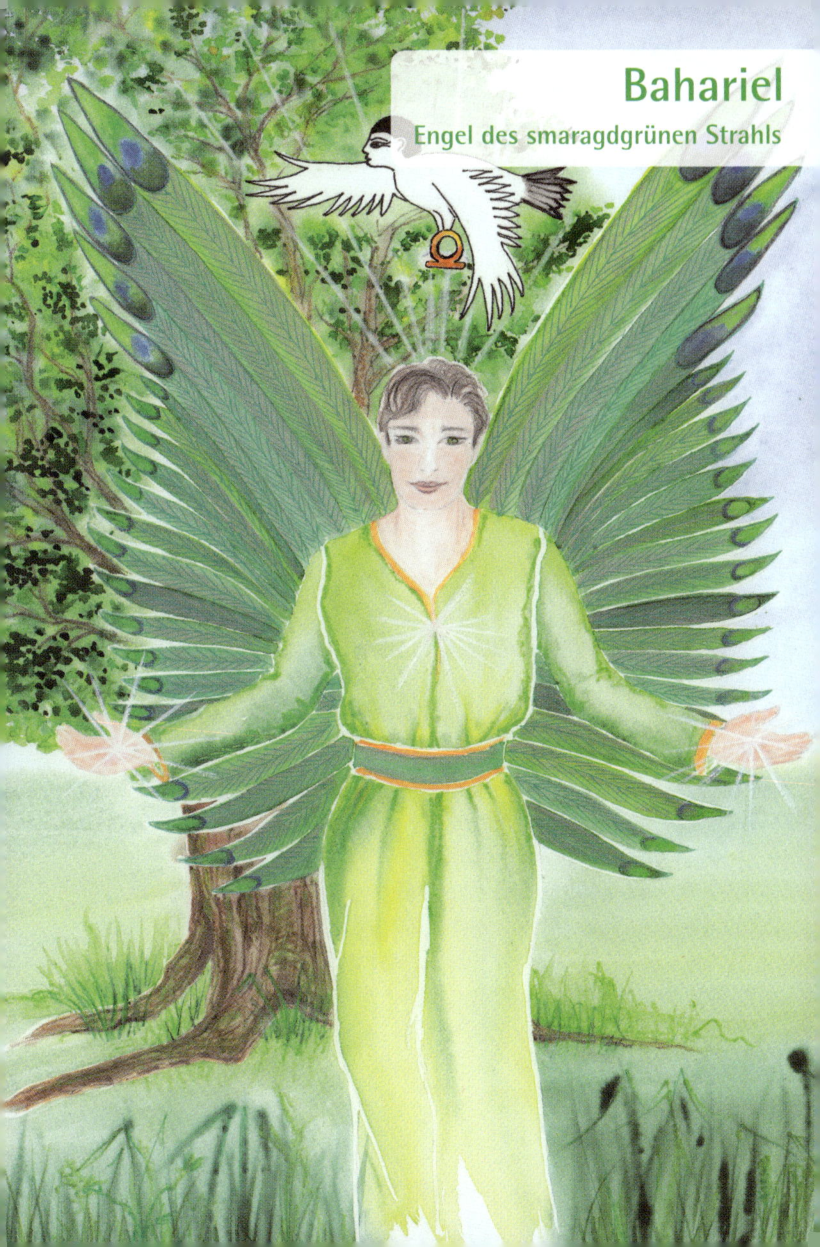

Bahariel – »Atem Gottes«

Bahariel verbindet uns mit dem Atem Gottes. Er hilft, Grenzen zu überschreiten und zu setzen, und gilt als Heiler der Herzen.
Das Besondere an Bahariel, dem wunderschönen, dunkelhaarigen Engel des grünen Strahls, sind seine riesigen, brillierend schillernden, tiefdunkelgrünen Flügel und seine wie Juwelen strahlenden, smaragdgrünen Augen. Ein frischer Duft von Nadelbäumen geht von ihm aus.
Lautlos übermittelt er, dass es seine Aufgabe ist, den Atem des Lebens zu beschützen sowie unsere Herzen zu weiten und zu heilen.
Bahariel wird begleitet von dem ägyptischen Seelenvogel BA.

Bahariels Botschaften und Geschenke an uns:

- Er hilft in allen Herzensangelegenheiten
- Er öffnet uns für Akzeptanz und Weitsicht
- Er zeigt uns neue Wege
- Er lehrt uns, Entscheidungen zu treffen
- Er fordert die Wahrheit
- Er weckt die Liebe zur Natur
- Er führt uns zur regelmäßigen Praxis des Yoga
- Er verbindet uns mit der Astrologie und allem Außerirdischen
- Er schenkt ein besseres Zeitgefühl und bessere Zeiteinteilung

Bahariel lässt uns folgende Schatten und Ängste erkennen und hilft sie zu durchschreiten:

Mangelnde Akzeptanz • Besitzneid • Unfähigkeit, sich abgrenzen zu können • Verschlossenes Herz • Gefühlsarmut • Entscheidungsarmut • Atemblockaden

Bahariels Botschaften und Geschenke werden durch das Equilibrium-Öl B10 und den smaragdgrünen Pomander unterstützt. Das Öl B10 regt das Zentrum der Chakras, das Herzchakra, an.

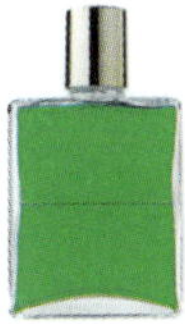

Devas der Pflanzenwelt

Die **Kiefer** ist eine immergrüne Lichtbaumart. Ihre Devas verbreiten Licht und Leben und lehren uns die Akzeptanz von allem, was ist. Das demonstrieren sie durch ihre Anpassungsfähigkeit auch an die härtesten klimatischen Bedingungen.

Die Devas des **Efeus** erinnern uns an den ewigen Puls des Lebens. Sie unterstützen uns in Beständigkeit und Treue.

Devas der Kristallwelt

Die Devas des **Smaragds,** dem Stein der gelebten Liebe, verhelfen zu größter Integrität, Loyalität und häuslichem Frieden. Der Smaragd schenkt uns Balance, Ausgeglichenheit und Glück in allen Lebensbereichen.

Die **Amazonit**-Devas absorbieren alles, was der Natur nicht zum Wohl dient, wie geopathischen Stress, schädliche Wellen, elektromagnetische Verschmutzung.

Heil-Visualisierung mit Engel Bahariel

Atme gemäß dem Pomander-Ritual (siehe Anhang, S. 104) dreimal ganz tief den Duft des grünen Pomanders ein und schließe dann die Augen.
Sieh, wie Bahariel dir entgegenstrahlt und dich bereits erwartet. Er reicht dir die Hand und führt dich durch einen in allen Grünschattierungen leuchtenden Wald zu einer sonnigen Lichtung. Mitten auf dieser nach frischem Frühlingsgrün duftenden Lichtung erhebt sich eine riesige Esche. Um ihren mächtigen Stamm zu umfassen, braucht man mindestens zwanzig Menschen, und ihre ausschweifende Krone reicht ins Unendliche.
Bahariel bittet dich, deine Arme um den Stamm zu legen und ein Ohr an die Rinde, dich an den Baum zu schmiegen und zu lauschen. Du hörst und spürst, wie der Baum atmet. Ein starkes Pulsen geht von dem Stamm aus und überträgt sich auf dich. Du atmest tiefer und tiefer ein und aus und gleichst deinen Atemrhythmus der Esche an. Deine Brust wird weit, alle Beklemmung fällt von dir ab. Du wirst eins mit dem Baum, bist nur noch Atem ohne Raum und Zeit.

»Das ist der Weltenbaum, und was du spürst, das ist der Atem der Ewigkeit«, sagt Bahariel, »der Atem Gottes, mit dem du verbunden bist, in dem alles möglich ist und in dem du alles akzeptierst, was ist.«
Dein Geist dehnt sich aus und wird unendlich weit. Plötzlich siehst du mit dem Herzen und kannst hinter die Dinge sehen, durch die Dinge hindurch. Ganz von alleine eröffnen sich dir neue Möglichkeiten für all deine Entscheidungen, die es zu treffen gilt. Es ist, als flüstere der Baum dir Lösungen und Antworten zu.
Völlig entspannt lächelnd lässt du dich am Fuße der Esche nieder und bist nun bereit, dass hilfreiche Bilder und Visionen zu dir kommen, denen du dich früher verschlossen hast. Endlich weißt du, dass alles zum richtigen Zeitpunkt zu dir kommt und alles, was das Leben dir bringt, nur zu deinem Besten ist. Denn du bist eins mit dem Atem Gottes.
Solange du möchtest, bleibst du hier in der Natur sitzen, füllst dich auf mit der Kraft der Esche, atmest im Gleichklang der Natur.
Dann geleitet dich Bahariel wieder ins Hier und Jetzt.

Achmael

Engel des türkisfarbenen Strahls

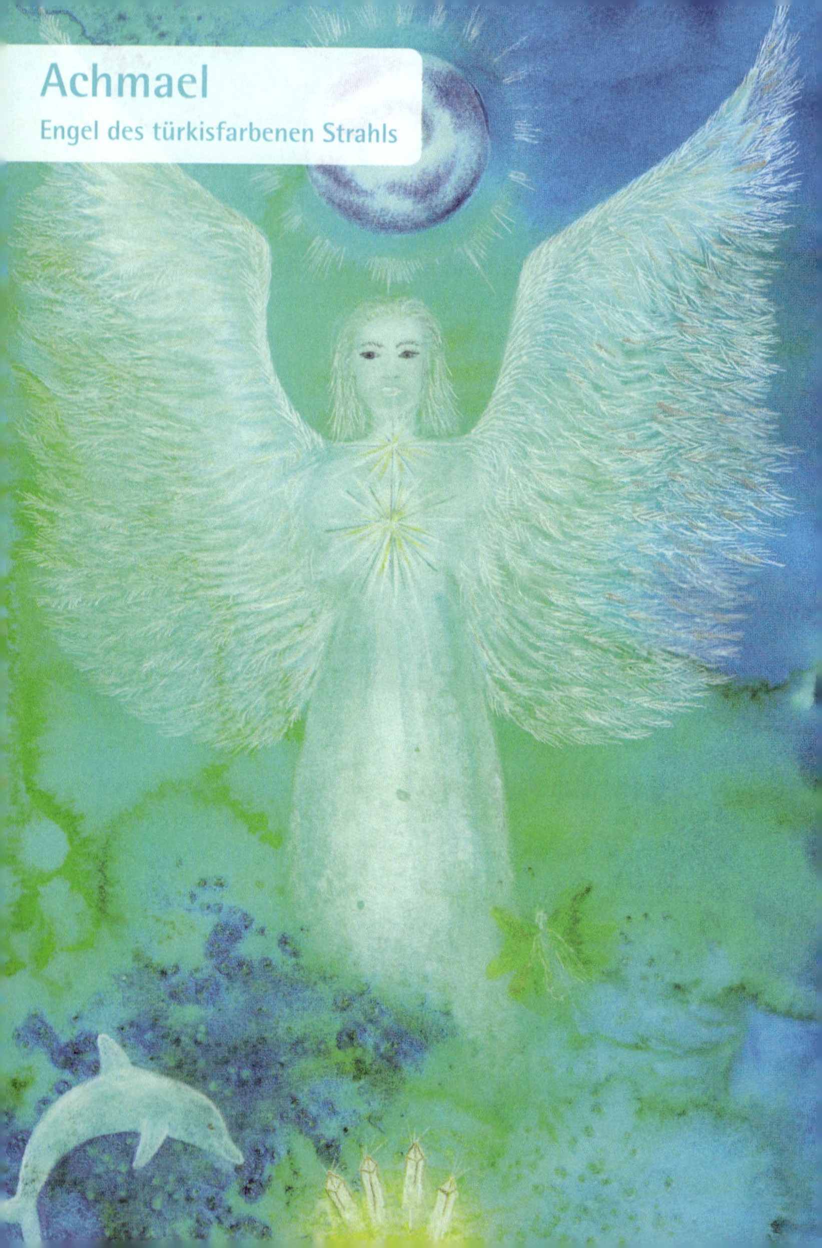

Achmael – »Glückseliges Wirken Gottes«

Achmael ist der atlantische New-Age-Engel, Türöffner zur Glückseligkeit und Engel der Herzenskommunikation.
Er ist eine strahlend schöne, mächtige Engelsenergie, umgeben von einer weiten türkis-silbrigen Aura. Aus seiner Mitte leuchtet eine türkisfarbene Weltkugel, umgeben von einem silbrigen Gitternetz. Rechts und links um diese Weltkugel schmiegen sich zwei Delfine. Ein leises Rauschen und Plätschern begleitet Achmaels Auftritt, wie das Plätschern von Wellen. Es ist, als trüge er alle Weltmeere und Gewässer in sich. Von ihm geht ein Hauch von Frische und Beschwingtheit aus, der ein unaussprechliches Glücksgefühl aufsteigen lässt.

Achmaels Botschaften und Geschenke an uns:

- Er schenkt uns die kreative Kommunikation der Herzen ohne Worte
- Er bringt uns weltweite Vernetzung
- Er öffnet für kreative Ideen in Bezug auf neue Heilmethoden und Technologien
- Er verbindet uns mit unserem inneren Lehrer
- Er lässt atlantische und lemurische Erinnerungen im Bewusstsein aufsteigen
- Er erschließt das Herz für grenzenlose glückselige Freude
- Er vernetzt uns mit den Weltmeeren und den Bedürfnissen der Meereswesen, vor allem mit den Delfinen
- Er schafft den Zugang zum Reich der Elfen und Naturwesen

Achmael lässt uns folgende Schatten und Ängste erkennen und hilft sie zu durchschreiten:

Ablehnung emotionaler Bedürfnisse • Wegrationalisieren von Ängsten • Blockade des kreativen Flusses • Angst davor, anders zu sein als andere

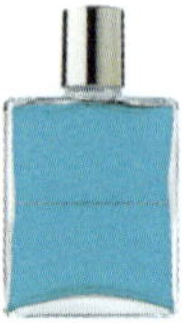

Achmaels Botschaften und Geschenke werden durch das Equilibrium-Öl B43 und den türkisfarbenen Pomander unterstützt. Das Öl B43 regt das türkisfarbene Chakra an; das Ananda-Kanda-Chakra der Glückseligkeit liegt zwischen Herz- und Kehlchakra.

Devas der Pflanzenwelt

Die **türkisfarbene Hyazinthe,** umgeben von ihrer Deva der Glücksseligkeit, stärkt die Individuation und hilft, deine spezielle Gabe in der Gemeinschaft einzubringen.

Devas der Kristallwelt

Die Devas des **blauen Topases** verbinden uns mit dem Höheren Selbst.

Für die Kommunikation mit der spirituellen Welt sind die Devas des starken Schutzsteins **Türkis** zuständig. Sie helfen, alte

Schwüre aufzulösen, Gefühlsschwankungen auszugleichen und für romantische Liebe zu stimulieren.

Heil-Visualisierung mit Engel Achmael

Hülle dich mit türkisfarbenem Pomander ein, nimm drei tiefe Atemzüge und schließe dabei die Augen.
Visualisiere einen wunderschönen einsamen Sandstrand, an dem du dich niederlässt. Hier schaust du auf das türkisfarbene, glasklare Wasser, lauschst dem Plätschern der Wellen und riechst die Frische des Meeres.
Plötzlich spürst du einen Hauch, wie von einem Flügelschlag, und siehst, dass dir ein überirdisch schönes Wesen gegenübersteht, gehüllt in türkisfarbenes Licht, und dich liebevoll anstrahlt. Es ist Achmael, der Glückseligkeits-Engel.
Seiner Aufforderung folgend, gleitest du ins Meer; du spürst, wie es dich sanft streichelnd umhüllt und du dich den Wellen hingibst. Auf dem Rücken liegend, schließt du deine Augen und kannst dich voller Vertrauen fallen lassen, von Achmael beschützt zu sein. Gänzlich hingegeben lässt du dich von den türkisfarbenen Wellen sanft auf und ab heben, spürst die wärmende Sonne auf deinem Gesicht und das kosende Wasser um deinen Körper.
Ein intensives Empfinden bemächtigt sich deiner, dass du alles, was dich bedrückt oder sich schwer anfühlt, abgeben kannst an das Meer. Du merkst, wie all das Belastende buchstäblich aus dir herausfließt und von den Wellen aufgenommen und hinweggetragen wird.

Dahintreibend wirst du ganz leicht; dein Kopf ist leer von Gedanken, und du genießt, während dich ein unaussprechliches Glücksgefühl durchströmt. Am liebsten würdest du laut lachen oder herausrufen, wie froh und frei du bist. Über das Wasser fühlst du dich zutiefst mit allen Weltmeeren und mit der ganzen Erde verbunden und vernetzt. Und so kann es geschehen, dass sich dein Herz sowie deine Brust weit öffnen. Unzählige kreative Ideen, die über das Wasser herbeigetragen werden, fließen in dich ein.
Plötzlich hörst du die Klicklaute und die Musik der Delfine; du hörst, wie sie durch Töne miteinander kommunizieren. Es hat den Anschein, als würden sie dir Lösungsmöglichkeiten für deine Probleme über das Wasser zusingen. Du gibst dich ihrer Musik, deinem Wellentanz und dem Glückseligkeitsgefühl für einige Zeit vollends hin, bist nicht mehr in dieser Welt.
Es scheint eine halbe Ewigkeit vergangen zu sein, als das türkisfarbene Strahlen und Leuchten von Achmael wieder in dein Bewusstsein dringt und er dir sagt, dass es Zeit sei, zurück an Land zu gehen. Mit großen Zügen schwimmst du beschwingt, kraftvoll und voller neuer Ideen ans Ufer. Du drehst dich nochmals zu Meer und Sonne um und bedankst dich für dieses beglückende Erlebnis. Vor allem aber gilt dein tiefer Dank Achmael, der dich liebevoll umarmt und dich ins Hier und Jetzt zurückgeleitet.

Sapharael

Engel des saphirblauen Strahls

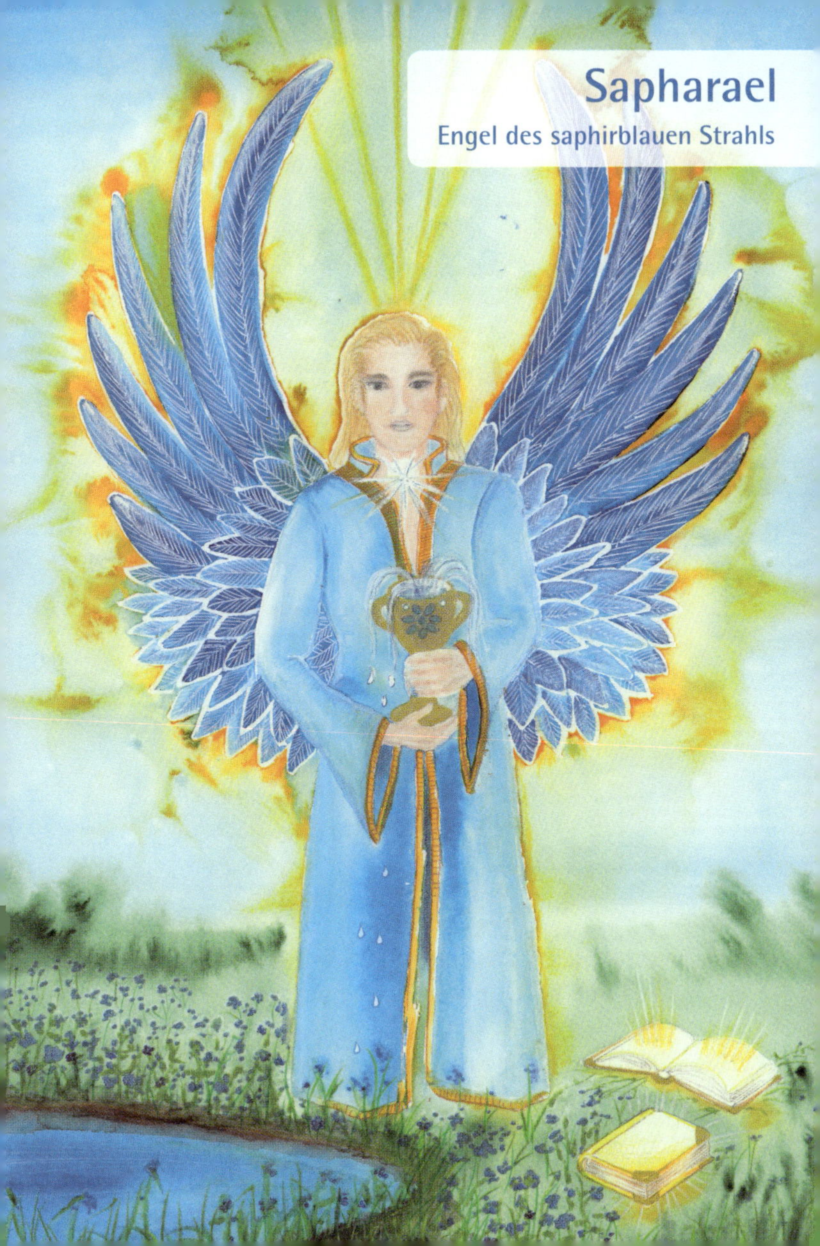

Sapharael – »Vertrauen Gottes«

Sapharael ist der Grals-Engel des Friedens und Vertrauens und des Wortes Gottes.
Sapharael, ein männlicher, kraftvoller Engel mit blauen Schwingen, ist von einer leicht orangefarbenen Aura umgeben. Er wirkt sehr zentriert, vermittelt aber das Gefühl, dass er alles für uns regeln kann, sofern wir ihn darum bitten und ihm vertrauen. Umgeben ist er von der Thora, der Bibel, dem Koran und vielen anderen Gesetzesbüchern.

Sapharaels Botschaften und Geschenke an uns:

- Er hilft uns, den göttlichen Willen über das Ego zu stellen
- Er führt uns ins Vertrauen und verhilft zu Treue
- Er schenkt uns Frieden
- Er unterstützt unsere männliche Seite
- Er löst unsere Bindungen an Glaubenssätze auf
- Er ermöglicht es, über Unterdrücktes zu reden
- Er ist der Förderer jeglicher Kommunikation
- Er unterstützt die Suche nach der »blauen Blume«, dem Gral in dir

Sapharael lässt uns folgende Schatten und Ängste erkennen und hilft sie zu durchschreiten:

Rigidität und Erstarren in festgefahrenen Meinungen • Verhaftung an Glaubenssätze • Zu militärisches Denken • Übergroße Strenge mit sich selbst und anderen • Sich verschließen, anstatt zu reden • Nur mental gesteuert zu sein

Sapharaels Botschaften und Geschenke werden durch das Equilibrium-Öl B2 und den saphirblauen Pomander unterstützt. Das Öl B2 regt das Halschakra an.

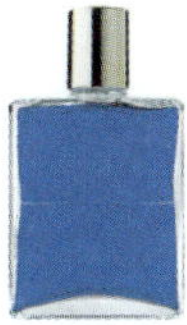

Devas der Pflanzenwelt

Die Devas des **Vergissmeinnicht** ermöglichen uns, geliebte Menschen in Erinnerung zu behalten, und erleichtern Liebenden den Abschied.

Der Extrakt der **Leberblümchen** unterstützt Leber und Galle. Seine Devas schenken Vertrauen in Unternehmungen, auch wenn sie nur in kleinen Schritten realisierbar sind.

Devas der Kristallwelt

Der **blaue Saphir** ist ein beruhigender Stein, der uns hilft, auf dem spirituellen Weg zu bleiben. Er unterstützt Selbstausdruck und freies Reden und löst Blockaden des Halschakras.

Der **Aquamarin** ist der Stein des Mutes. Er unterstützt Menschen, die sich wegen allzu großer Verantwortung überfordert fühlen, und durchbricht selbstzerstörerische Programme.

Heil-Visualisierung mit Engel Sapharael

Schließe die Augen und atme langsam aus.
Mit großen, schützenden Flügeln erscheint der Engel Sapharael vor dir. Er reicht dir seine Hand und fragt dich, ob du bereit bist, mit ihm die blaue Blume zu suchen. Du weißt zunächst nicht, was er meint, aber sein aufforderndes Lächeln lässt dich vertrauensvoll mit ihm gehen.
Der Spaziergang führt dich auf eine einsame Wiese, die über und über mit Vergissmeinnicht und blauen Leberblümchen bedeckt ist und neben einem kleinen hellblauen See liegt. Ein zarter, unaufdringlicher Duft steigt von der Blumenwiese auf; er schärft deine Sinne und verstärkt deine Wahrnehmung von Blau, das dich überall umgibt.
Sapharael bittet dich, dich ganz entspannt in die Wiese zu legen, in den klarblauen Himmel über dir zu schauen, dem leisen Plätschern der sanften Wellen zu lauschen und das allgegenwärtige Blau tief in dich einzuatmen.
Während des Einatmens sollst du das Wort »Frieden« denken und spüren, wie sich das Blau in deinem Körper ausbreitet und deinen Körper ganz erfüllt.
»Lass mit jedem Ausatmen alles los, was sich eng und einschränkend anfühlt; alle Konzepte, Regeln und Glaubenssätze, die dich einengen und bedrücken, atme sie einfach aus«, sagt Sapharael.
Mit jedem Einatmen atmest du nun Frieden und Ruhe ein und spürst, wie sie sich mehr und mehr in dir ausbreiten. Mit jedem Ausatmen lässt du alle »Ich muss« und »Ich will« los. Du gibst dich vertrauensvoll hin. Getragen und gehalten von

Mutter Erde, unserem blauen Planeten, und beschützt von Gottes Händen und den Flügeln Sapharaels wächst in dir ein unendliches Vertrauen in alles, was ist, sowie eine innere Kraft und Stärke.

In diesem Moment weißt du, du hast deine Suche nach der blauen Blume beendet, hast deinen inneren Gral, deine Quelle des Lebens, gefunden, da du hier, unter dem Blau des Himmels, das Vertrauen ins Göttliche erfahren durftest. Ein tiefer Frieden und das Gefühl des Angekommenseins breiten sich in dir aus. Du fühlst, dein Vertrauen ist unerschöpflich. Gleichzeitig wirst du gewahr, dass du es mit der Welt teilen möchtest, es aussprechen möchtest; du willst die Welt wissen lassen, dass der Gral in einem jeden liegt.

»Tu das«, sagt Sapharael, der deine Gedanken errät, »denn wo Vertrauen in Gott ist, ist Liebe. Wo Liebe ist, ist Friede.«

Und so reicht er dir die Hände, um dich zurück ins Hier und Jetzt zu führen, und bittet dich, wenn du je in deinem Vertrauen wanken solltest, in Gedanken und Gebeten zu diesem Ort des Friedens und Vertrauens zurückzukehren.

Rezekiel

Engel des königsblauen Strahls

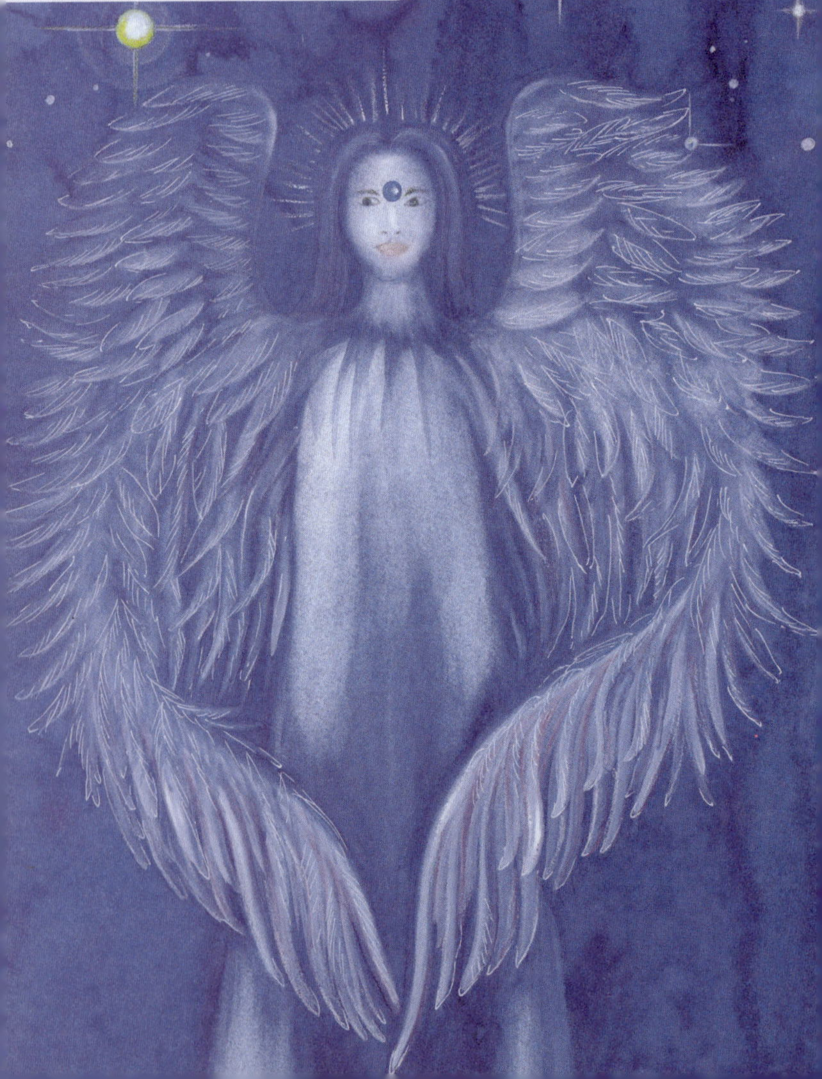

Rezekiel – »Zurück zur Vision Gottes«

Rezekiel ist der Engel des All-Eins-Seins.
Er erscheint als androgyner Engel, sehr ätherisch, mehr spürbar als sichtbar, umgeben von einer tiefblauen Aura, in der pinkfarbene Lichter aufblitzen.
Übermächtig sind seine samtigen, nachtblau-rosa Flügel, die ein Herz bilden und ihn vollständig einhüllen, wenn er sie vor sich zusammenlegt. Sie lassen den Wunsch aufsteigen, in ihnen geborgen zu sein, um sich für eine gewisse Zeit der Welt zu entziehen.
In der Mitte der Stirn, an der Stelle des Dritten Auges, leuchtet ein großer funkelnder Saphir.
Rezekiel, der Distanz und Nähe zugleich ausstrahlt, vermittelt eine Ahnung der Unendlichkeit.

Rezekiels Botschaften und Geschenke an uns:

- Er vermittelt uns das Gefühl des All-Eins-Seins
- Er unterstützt die Öffnung des Dritten Auges und die Hellsichtigkeit
- Er bietet uns den größtmöglichen Schutz und gibt uns tiefen Frieden
- Er fördert die Erinnerung an Inkarnationen in Ägypten
- Er erschließt den Zugang zu unserem wahren Sein in Unendlichkeit und Ewigkeit

Rezekiel lässt uns folgende Schatten und Ängste erkennen und hilft sie zu durchschreiten:

Unnahbarkeit als Schutz • Weltfremdheit • Selbstüberschätzung • Sich in Utopien und Visionen zu verlieren, statt sie zu realisieren • Manipulation unter dem Vorwand der Spiritualität

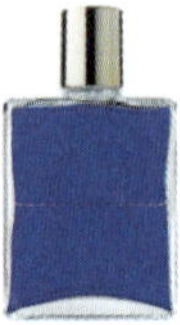

Rezekiels Botschaften und Geschenke werden durch das Equilibrium-Öl B96 und den tiefblauen Pomander unterstützt. Das Öl B96 regt das Stirn-Chakra an, den Sitz des Dritten Auges.

Devas der Pflanzenwelt

Die **Iris**-Devas führen die Menschen nach dem Tod entlang dem Regenbogen in den ewigen Frieden. Sie gelten als Überbringer göttlicher Botschaften.

Die Devas des **blauen Enzians** schenken Heilkraft und verschaffen Zugang zur Astralwelt.

Devas der Kristallwelt

Lapislazuli öffnet das Dritte Auge und bestärkt den Weg zur Erleuchtung. Er unterstützt Traumarbeit und Hypnose. Durch ihn löst sich Stress schnell zugunsten von Frieden auf.

Die Devas des **Sodaliths** vereinen Logik mit Intuition, stimulieren die Epiphyse und öffnen daher für spirituelle Wahrnehmung. Der Sodalith verhilft zu tiefer Meditation.

Heil-Visualisierung mit Engel Rezekiel

Stimme dich ein mit dem königsblauen Pomander. Atme langsam aus und schließe deine Augen.
Sofort tauchst du in eine schwarzblaue Unendlichkeit ein, bist umgeben von einem Nachthimmel in samtigem Blau, durchsetzt mit aufblitzenden Sternen. Ein tiefer Frieden breitet sich in dir aus.
Wie von weiter Ferne dringt eine liebevolle Stimme an dein Ohr und ruft dich bei deinem spirituellen Namen. Höre genau hin, die Stimme wiederholt ihn. Es ist dein ewiger Name, den du seit Urzeiten trägst. Ein freudiges Erkennen klingt in dir an und das Gefühl des Zuhauseseins, des Angekommenseins.
Vor dir erhebt sich jetzt ein überirdisch schöner Engel, Rezekiel, der Rufer deines wahren Namens. Seine gewölbten, nach unten geneigten, dunkelblau-zartrosafarbenen Flügel legen sich wie ein Schutzmantel um dich. Von dem Saphir zwischen seinen Augenbrauen richtet sich ein irisierender blauer Strahl auf dein Drittes Auge. Du spürst, wie ein unsäglich helles Licht an dieser Stelle eindringt und dein Drittes Auge sich öffnet, bereit, hinter die Dinge zu sehen, wie zu den Urzeiten deiner Inkarnationen.
Rezekiel hebt dich in seinen Flügeln empor, und du schwebst mit ihm durch den nachtblauen Himmel in das unendliche

tiefblaue All. Umhüllt werdet ihr von einem sphärischen Ton, der alles ausfüllt, dem Urton der Schöpfung. Ein Universum ohne Zeit und Raum tut sich auf und durchdringt dich; du wirst eins mit dem tiefen Blau, eins mit Rezekiel, eins mit dem Universum.

Nun kennst du es, das Gefühl des All-Eins-Seins! Eine Ahnung steigt in dir auf, was Ewigkeit und Unendlichkeit bedeuten. Tiefe Ruhe und Frieden kehren in dir ein, das Wissen, du bist immer beschützt. Sauge dich voll mit diesem Gefühl, bis du gesättigt bist. Du kannst so lange dort bleiben, bis du bereit bist, von Rezekiel zurückgebracht zu werden ins Hier und Jetzt.

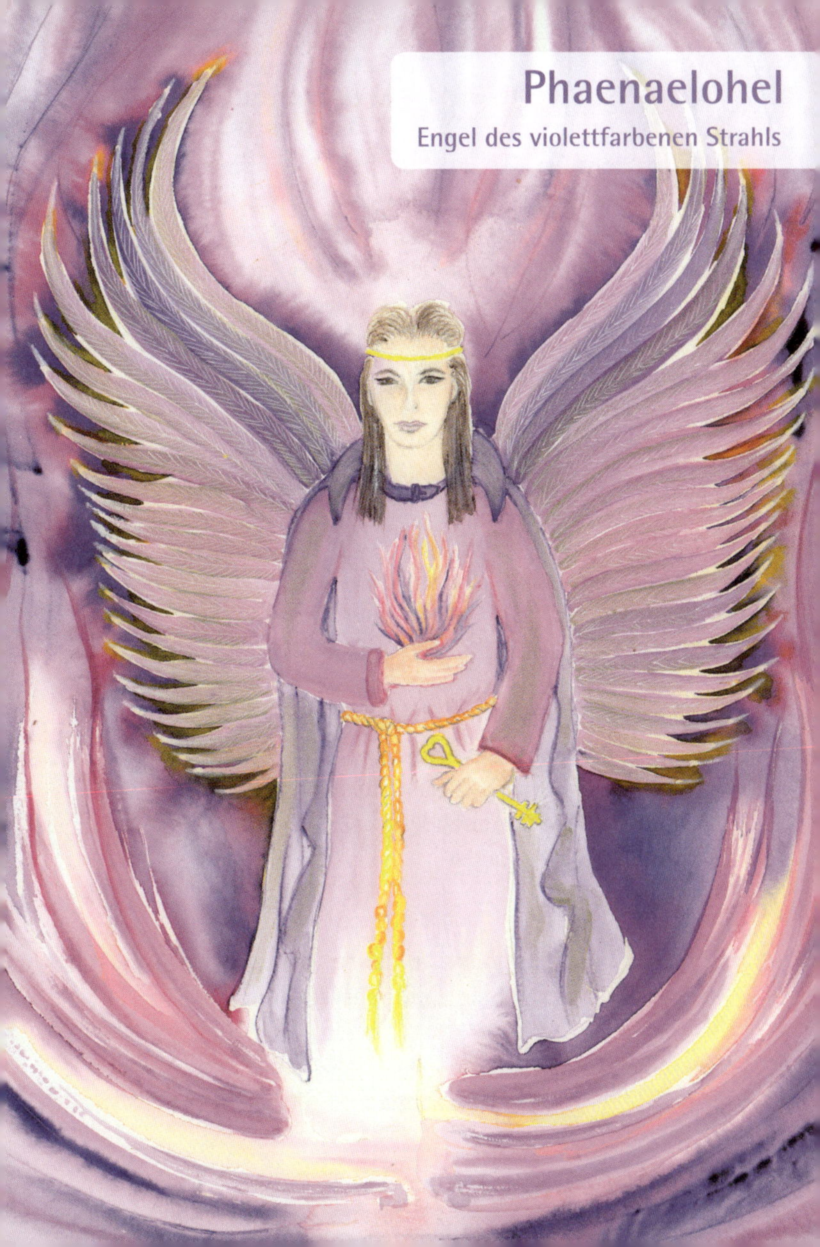

Phaenaelohel

Engel des violettfarbenen Strahls

Phaenaelohel – »Wunder Gottes«

Phaenaelohel ist der Engel der Transformation, der Wunder und der Heilung.
Phaenaelohel erscheint, indem er aus einer mächtigen violetten Flamme tritt, mit unergründlichem Blick, geheimnisvoll lächelnd. Gewand und Flügel strahlen in allen Nuancen von Violett. Gold durchzieht seine Aura. In der linken Hand trägt er einen goldenen Schlüssel, in der angewinkelten rechten Hand flammt eine kleinere violette Flamme der Heilung auf. Er vermittelt die Gewissheit, mit ihm an der Seite ist jede Transformation möglich.

Phaenaelohels Botschaften und Geschenke an uns:

- Er bringt Heilung
- Er macht uns unsere eigene Göttlichkeit bewusst
- Er unterstützt Transformationsarbeit
- Er lehrt Bescheidenheit, Demut und Hingabe
- Er ermöglicht spirituelle Entwicklung
- Er begleitet die Ausbildung bei Heilberufen
- Er öffnet für Wunder

Phaenaelohel lässt uns folgende Schatten und Ängste erkennen und hilft sie zu durchschreiten:

Weltflucht • Lebensfremdheit • Schwarze Magie • Vampirismus • Atheismus • Heilblockaden • Bigotterie

Phaenaelohels Botschaften und Geschenke werden durch das Equilibrium-Öl B16 und den violetten Pomander unterstützt. Das Öl B16 regt das Scheitel-Chakra an.

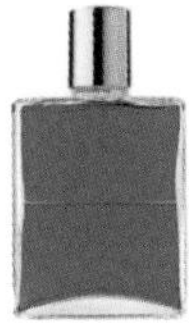

Devas der Pflanzenwelt

Die Devas der **violetten Orchidee** helfen tiefsitzende Todesangst zu überwinden. In der Todesstunde unterstützen sie die Seele, von der Erde zu den spirituellen Ebenen aufzusteigen.

Die **Veilchen**-Devas helfen, uns bescheiden im Hintergrund zu halten, jedoch durch Duft zu betören.

Devas der Kristallwelt

Der **Amethyst** ist der Kristall mit der höchsten spirituellen Schwingung. Seine Devas helfen uns bei psychischen Attacken, indem es ihnen gelingt, sämtliche Angst-Energien in Liebe zu verwandeln sowie Traurigkeit und Trauer zu überwinden. Negative Umwelt-Energien werden von ihnen abgeblockt.

Violetter Angelit unterstützt den Zugang zur Engelwelt und zu außerkörperlichen Erfahrungen. Seine Devas ermöglichen dem Heiler präzise Wahrnehmung und tiefstes Einstimmen auf den zu Heilenden. Der Angelit öffnet für spirituelle Inspiration.

Heil-Visualisierung mit Engel Phaenaelohel

Nimm einen Amethyst in die Hand, atme aus und schließe deine Augen.

Sogleich tritt Phaenaelohel, der Engel der Wandlung, vor dein inneres Auge. Er reicht dir seine Hand und geleitet dich, auf einem violetten Strahl schreitend, durch goldene Nebel, die dich Raum und Zeit vergessen lassen. Umgeben von glockenhellen Klängen, von Tönen, die du noch nie zuvor gehört hast, fühlst du, dass dir etwas Besonderes, Heiliges bevorsteht.

Plötzlich öffnen sich die Nebel. Ihr findet euch auf einem Hügel in einem runden Amethyst-Tempel wieder, der eine in hellstem Licht erstrahlende Kristallstadt überragt. In der Mitte des rundum offenen Heiligtums lodert eine überdimensional große violette Flamme: die lohende Flamme der Transformation und Heilung, wie du von Phaenaelohel erfährst.

Dahinter stehen zwei Aufgestiegene Meister, Saint Germain und Kwan Yin, die Hüter der Flamme; sie heißen dich mit einem Kopfnicken und Lächeln willkommen. Phaenaelohel führt dich zu ihnen, da er für dich die Erlaubnis erbitten möchte, in der violetten Flamme transformiert zu werden. So fordert er dich auf, vor den Meistern niederzuknien.

Für einige Augenblicke legen sie ihre Hände auf deinen Scheitel. Sie weisen dich an: »Während du die Flamme durchschreiten wirst, denke an all jene Dinge, an deine Charaktereigenschaften und Muster, die du gerne verändern oder in der Flamme der Transformation ablegen oder heilen möchtest.«

Nachdem du dich wieder erhoben hast, wirst du von Phaenaelohel zur Flamme geführt. Du fühlst dich ermutigt, weil

du seine Hände auf deinen Schultern spürst. Jetzt betrittst du den heiligen Kreis, in dem die Flamme lodert, und schreitest in die Flamme. Du merkst, wie dich zunächst eine alles verbrennende Hitze umgibt, sich deines Körpers bemächtigt und du innerlich zu verbrennen drohst. Du weißt, alles Alte muss erst verbrannt werden, der Turm muss erst vollends zusammenbrechen, bevor du – wie der Phönix – transformiert und erneuert aus der Asche ersteigen kannst. Viele Bilder tauchen aus deinem Unterbewusstsein auf, die dich sengend schmerzen und dich inständig um Heilung und Transformation bitten lassen.
Als Antwort durchläuft nun ein kühler Schauer nach dem anderen deinen Körper. Mit jedem Schauer scheint sich etwas aus deiner Aura zu lösen, und du spürst einen leichten Windhauch, der die gelösten Energien davonträgt.
Nach einer Weile lässt auch dieser Reinigungsvorgang nach und du weißt, nun kannst du aus der Flamme heraustreten. Gleichzeitig hast du das Gefühl, du bist völlig verändert, wie neugeboren.
Phaenaelohel erklärt dir jedoch, dass es noch weitere sieben Tage dauern wird, bis dein irdischer Geist den neuen transformierten Menschen völlig erkannt, umgesetzt und manifestiert hat. Daher bittet er dich, sieben Tage lang gemeinsam mit ihm diese Transformation in der violetten Flamme zu wiederholen und den Prozess am achten Tag mit der Heil-Visualisierung des klarweißen Strahls von Engel Ramael abzuschließen. Zustimmend lässt du dich zurück ins Hier und Jetzt geleiten.

Manuel

Engel des magentafarbenen Strahls

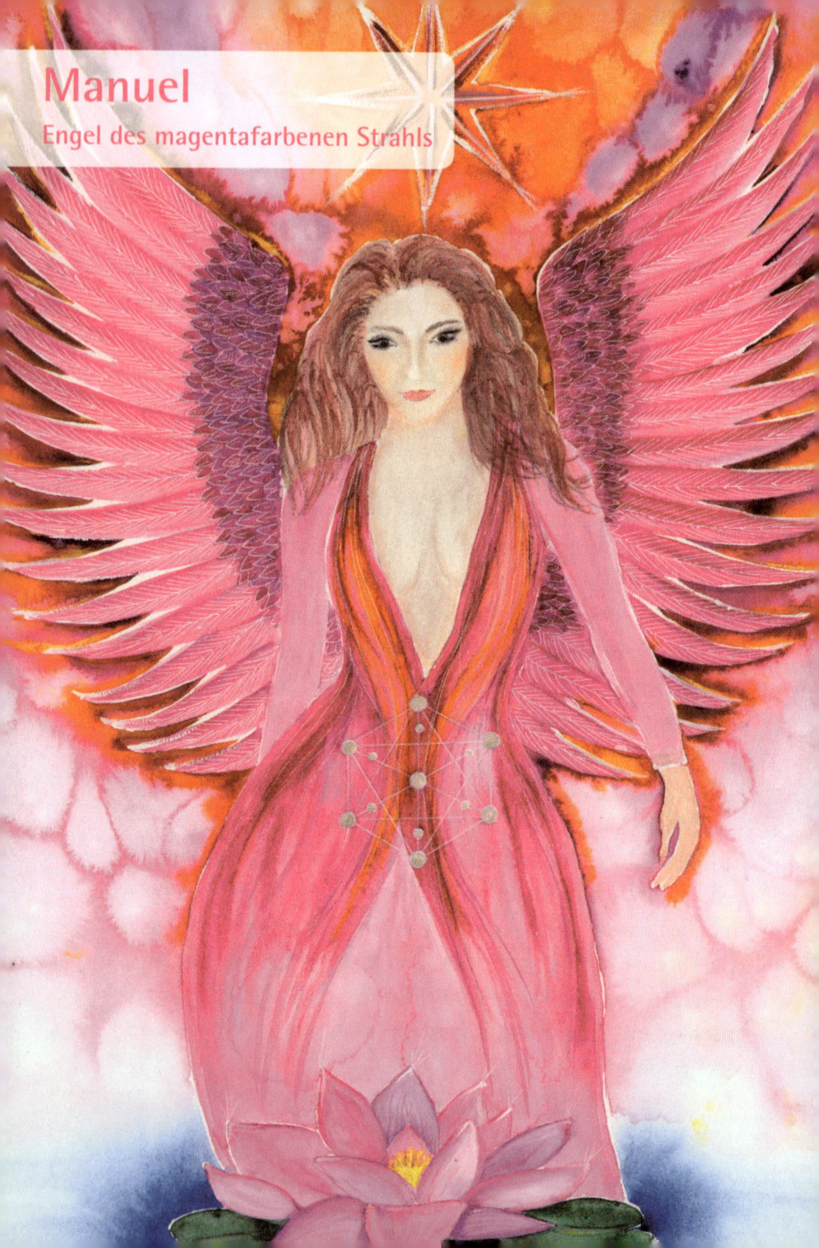

Manuel – »Die Hand Gottes«

Manuel ist der Überbringer der göttlichen Liebe und Vermittler unserer Lebensaufgabe.
Er ist umgeben von einem leuchtenden Strahlenglanz, der wie ein Feuerkranz um ihn wabert, sich ausdehnt und wieder zusammenzieht, als atme das Universum Liebe, die zwischen dem Engel, dir und mir und allem, was ist, fließt.
Begleitet wird seine Erscheinung im wallenden Gewand, das den Farben von Bougainvillea-Blüten gleicht, von himmlischer Musik, einem sphärischen Glockenspiel.
Vor seinem Herzchakra schwebt der Würfel des Metatron.
Ein magentafarbener Stern leuchtet über seinem Scheitel.

Manuels Botschaften und Geschenke an uns:

- Er verbindet uns mit unserem Inkarnationsstern und unserer Lebensaufgabe
- Er bringt göttliche Liebe und Unterstützung
- Er wandelt das Gewöhnliche des Alltags in etwas Wunderbares
- Er entwickelt in uns die Liebe für die kleinen Dinge
- Er unterstützt die Ausübung jeder noch so banalen Tätigkeit in Achtsamkeit und Freude
- Er vermindert in uns den Druck von finanziellen Problemen

Manuel lässt uns folgende Schatten und Ängste erkennen und hilft sie zu durchschreiten:

Überperfektion • Zeitmangel • Überarbeitung • Panik bei Geldmangel • Hamsterrad-Denken

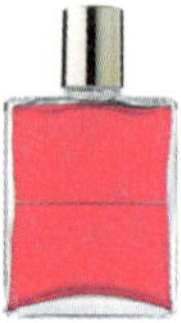

Manuels Botschaften und Geschenke werden durch das Equilibrium-Öl B67 und den tiefmagentafarbenen Pomander unterstützt. Das Öl B67 regt das achte Chakra an, das über dem Scheitel liegt. Es ist die Heimat unseres Seelensterns, der uns mit unserer Lebensaufgabe verbindet.

Devas der Pflanzenwelt

Devas von geklärter Reinheit umgeben den **magentafarbenen Lotus.** Die gesamte Pflanze spiegelt den Weg der Erleuchtung: Die Wurzeln befinden sich im Schlamm, der Stängel erhebt sich aus den Emotionen des Wassers, und die Blüte öffnet sich im Licht des Lebens.

Die vielen kleinen, geheimnisvollen Devas der **magentafarbenen Bougainvillea** sorgen dafür, dass sich kein Unwürdiger den Blüten nähert. Über alle Zeiten hinweg verbinden die Blütenessenzen den Eingeweihten bei Traum- und Hypnose-Reisen mit den Geheimnissen der Natur.

Devas der Kristallwelt

Die **Sugilith**-Devas schenken Zugang zu anderen Inkarnationen und zur Seelenaufgabe; sie unterstützen Past-Life-Arbeit und helfen der Seele, auch in die Zwischenleben zu schauen, um Ursachen von Krankheiten zu erkennen.

Heil-Visualisierung mit Engel Manuel

Während du langsam ausatmest, schließe die Augen und spüre, wie ein sanfter Hauch dich umweht. Deine gesamte Haut fühlt sich gestreichelt, wie von Engelsschwingen.
Ein strahlendes Licht und ein Vibrieren der Luft machen dich auf den wunderschönen magentafarbenen Engel Manuel aufmerksam, der Liebe zu dir atmet. Umgeben von diesem zärtlichen Hauch des Engelatems, entspannst du völlig deine Muskeln, wird dein eigener Atem gleichmäßig und fließt frei. Plötzlich dringt eine sphärische Melodie zu dir. Sie lässt die Bilder eines riesigen runden Raums vor dir aufsteigen, der erfüllt ist mit Hunderten von überirdisch schönen Engeln. Sie alle lächeln dich an und atmen dir Liebe zu, nur für dich alleine. Ganz losgelöst von jeglichem Erdengefühl schwebst du auf diesem Atem mitten in dem Raum, gemeinsam mit den Engeln.
Nun bitten sie dich, dich auf einer riesigen magentafarbenen Lotusblüte niederzulassen, die mitten auf einem kleinen Teich in der Raummitte schwimmt. Du schwebst auf den Lotus hernieder, der dich sanft aufnimmt.

Sogleich erscheinen Bilder vor dir, wie Filme auf einer leuchtenden Leinwand, die auf den Wänden des großen runden Raumes zum Leben erwachen. Als du genauer hinschaust, erkennst du Stationen aus deinem Leben. Zu deinem Erstaunen kannst du sie jedoch ohne Bewertung ansehen, nur aus dem Atem der Liebe heraus. Plötzlich werden dir viele Dinge klar, die du in deinem bisherigen Leben nicht verstanden hast. Alle damit verbundenen Ängste und Zweifel lösen sich durch das Verstehen auf; du kannst sie mit einem entspannten Ausatmen ziehen lassen.

Gleichzeitig entstehen mit jedem Ausatmen und Loslassen des Alten neue, wunderschöne bewegte Bilder auf der Wand: Bilder, in denen du der Mittelpunkt bist. Es sind Zukunftsfilme, die dir eine Idee geben, was du aus all deinen Gaben und Talenten entstehen lassen kannst, selbst aus den kleinsten für dich bislang unwichtigen Geschenken, die dir diese Inkarnation mitgegeben hat. Eine tiefe Erkenntnis hinsichtlich deines Lebensplans steigt in dir auf.

Manuel reicht dir nun seine göttlichen Hände, um dich wieder sanft ins Hier und Jetzt zu geleiten. Nachdrücklich fordert er dich auf, seine Hilfe zu erbitten, falls du mehr Details über deine Lebensaufgabe auf deinem persönlichen Lebensbildschirm sehen möchtest, denn er kann dir deinen Seelenplan zeigen. Mit dem Versprechen, ihn bald wieder zu rufen, verabschiedest du dich von ihm, dem hilfreichen Boten Gottes.

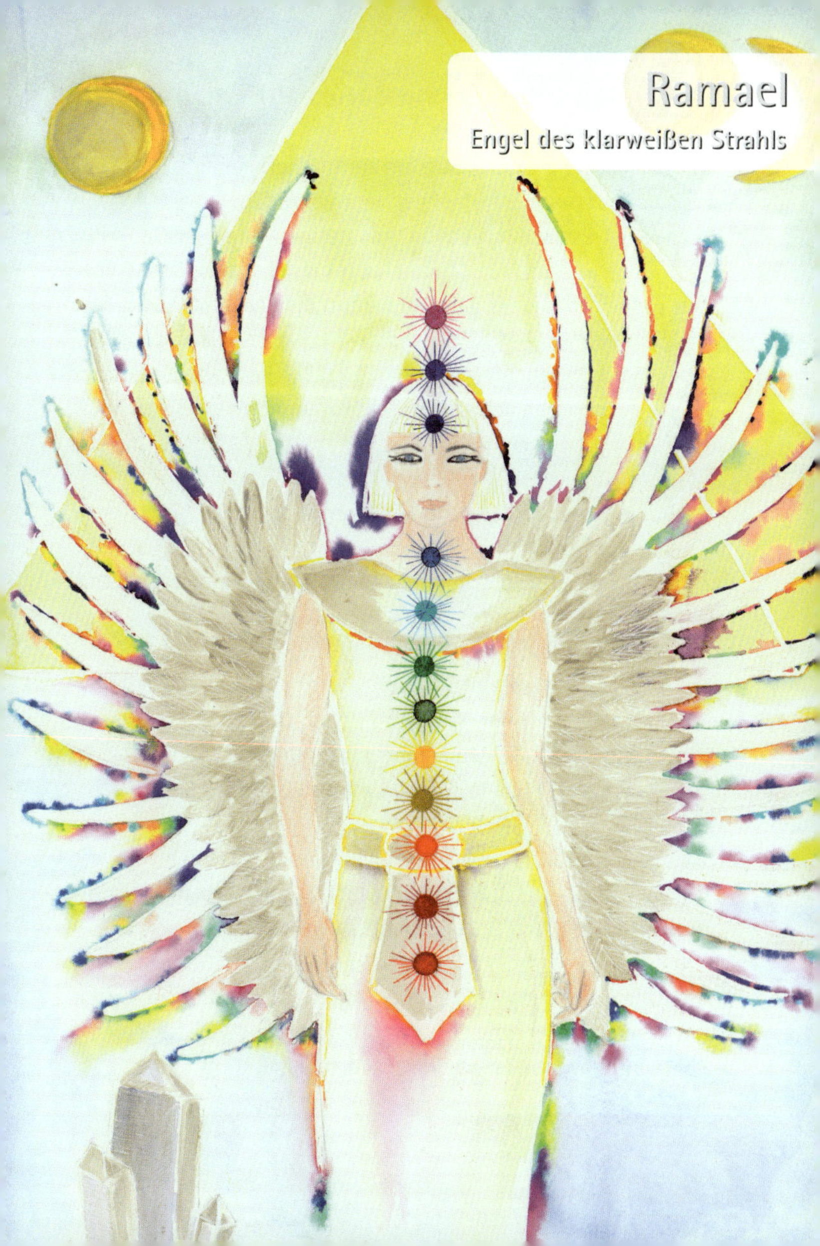
Ramael
Engel des klarweißen Strahls

Ramael – »Sonne Gottes auf Erden«

Ramael, der Engel der höchsten spirituellen Heilung und Klärung, ist auch der Schutzengel der Pyramiden.
Ramael ist überirdisch schön, mit riesigen silbrigweißen Flügeln. Eher androgyn erscheint sein Gesicht, beherrscht von den türkisfarbenen Augen, die weit in die Ferne schauen.
Das Strahlen seiner Chakras durch sein weißes Gewand wetteifert mit dem Leuchten seiner Aura in allen Regenbogenfarben.
Hinter ihm erhebt sich eine riesige Pyramide aus Bergkristall.

Ramaels Botschaften und Geschenke an uns:

- Er bringt absolute Reinheit und Klärung für alle Systeme
- Er verhilft zu Bewusstseinserweiterung
- Er fördert karmische Läuterung
- Er erlöst ungeweinte Tränen
- Er unterstützt den Weg zur Erleuchtung
- Er führt zur höchsten spirituellen Heilung
- Er verbindet uns mit den Elohim

Ramael lässt uns folgende Schatten und Ängste erkennen und hilft sie zu durchschreiten:

Mentale Erstarrung • Zu viel auf einmal zu wollen • Gefühl, nie genug vorbereitet zu sein • Extremes bewusstes Leiden • Scheinbar unauflösbare karmische Verstrickung

Ramaels Botschaften und Geschenke werden durch das Equilibrium-Öl B54 und den weißen Pomander unterstützt. Das Öl B54 balanciert das gesamte Chakra-System.

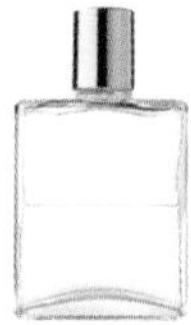

Devas der Pflanzenwelt

Die Devas der **weißen Rose** unterstützen Entsagung, Reinheit, Verehrung und platonische Liebe.

Die Devas der **weißen Lilie** vermitteln Licht, Reinheit, Keuschheit, Unantastbarkeit, Jungfräulichkeit und Vergebung.

Devas der Kristallwelt

Der **Mondstein** ist der Stein des Neubeginns. Seine Devas bringen das Unbewusste ans Licht und fördern extrem unsere Intuition. Sie unterstützen eine Lebensweise nach den Mondzyklen.

Die **Bergkristall**-Devas schenken uns den größten Reinigungseffekt auf allen Ebenen.

Der **Herkimer Diamant** (klarer Berg- bzw. Quarzkristall mit zwei spitzen Enden) verbindet uns mit den allerhöchsten Energien und feinstofflichen Ebenen, fördert Telepathie und Hellsichtigkeit, unterstützt karmische Reinigung.

Heil-Visualisierung mit Engel Ramael

Benutze den weißen Pomander, spüre seine glasklare Energie. Schließe die Augen und lass dich durch den Duft zu Ramael geleiten.
Wunderschön, silbrigweiß, in einem unermesslichen Strahlen steigt der Engel vor deinem inneren Auge auf, in reinweißem Gewand, durch das seine farbigen Chakras leuchten. Sein Anblick gibt dir das Gefühl, als habest du noch nie etwas Vollkommeneres gesehen.
Er steht unter einem Regenbogen und bittet dich, ihm zu folgen. Noch während ihr den Regenbogen durchschreitet, bist du plötzlich umgeben von gleißend weißem Licht. Vor dir ragt eine riesige Pyramide aus Bergkristall auf, deren Spitze weit ins Unendliche reicht. Ein großes Tor öffnet sich, und Ramael geleitet dich ins Innere der Pyramide. Hier siehst du in der Mitte des großen Raumes auf einem Kristallpodest eine Kristallliege stehen, die durchsichtig weiß-türkis schimmert.
Im Raum schweben große geschliffene Bergkristalle. In ihnen bricht sich das strahlend weiße Licht, das die Pyramide erfüllt, und zaubert Tausende von Regenbögen an die Kristallwände. In weitem Abstand um die Liege herum sind leuchtende Mondsteinkugeln auf vierzehn Kristallsäulen kreisförmig angeordnet und verströmen silbrigweißes Licht.
Vor jeder Säule, bis auf jene am Kopfende, steht ein überirdisch schöner Engel, jeder in einer anderen Regenbogenfarbe. Es sind die dreizehn Engel der Farben; Ramael ist der vierzehnte. Von allen geht eine unermessliche Liebe aus.
Ramael bittet dich, auf der Liege Platz zu nehmen, die Augen

zu schließen und dich einfach fallen zu lassen. Er stellt sich an dein Kopfende, und sogleich merkst du, wie alle Engel zur Liege treten und ihre Hände auf dich legen. Eine ungekannte starke Energie, brennend wie die Strahlen der Sommersonne, durchströmt dich. Alles, was dich je in deinem Leben beschäftigt oder dir Sorgen und Kummer bereitet hat und was dir unlösbar erschien, zieht in rasendem Tempo wie ein zu schnell abgespulter Film vor deinem inneren Auge vorbei. Die Bilder lösen sich auf in einem gleißenden weißen Licht.
Nun ändert sich die Energie, die den Engelhänden entströmt. Dir wird angenehm kühl, wie nach einem erfrischenden Bad. Ein wohliges Prickeln geht durch deinen Körper. Du fühlst dich durchströmt von Reinheit. Alles in deinem Geist und in deinem Körper scheint sich neu zu ordnen.
Plötzlich erfüllt dich eine nie gekannte kristalline Klarheit. Als du die Augen öffnest, schaust du in vierzehn vor Liebe strahlende Gesichter. All diese Engel sind nur für dich da! Du kannst es gar nicht fassen.
Fröhlich lachend lassen sie dich wissen, dass sie immer für jeden Menschen da sind, dass man sie nur zu rufen braucht. Sie geben dir zu verstehen, dass du mit Ramael jederzeit in die Pyramide der Reinigung und Wandlung eintreten kannst, entweder in einer Meditation – oder wenn du darum bittest, auch im Traum.
Klar wie ein Diamant, rein und leicht schreitest du mit Ramael an deiner Seite zurück durch den Regenbogen ins Hier und Jetzt.

Teil 5 - Ein Ritual für 22 Tage

Die Engel raten dir, 22 Tage lang jeden Abend vor dem Einschlafen ein kleines Ritual zu wiederholen. 22 Tage deshalb, weil sich die Zellstruktur und der Lichtkörper nach 21 Tagen fokussierter Visualisierung und intensiver Bewusstseins-Ausrichtung transformieren können. Außerdem ergibt 2+2=4; die Vier ist die Zahl der Engel und die 22 die Zahl der Wiedergeburt.

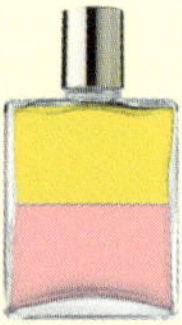

Das Equilibrium-Öl B22 ist die Rebirther-Flasche und entspricht im Aura-Soma-Tarot dem Narren auf der Rückreise, der sich nach all seinen Erkenntnissen erneut aufmacht, die Welt zu erkunden und der Menschheit seine Erfahrungen und sein Wissen zur Verfügung zu stellen.

Benutze jeden Abend das zu deinem Farb-Engel passende Equilibrium-Öl und zelebriere das Pomander-Ritual (siehe Anhang, S. 104).
Visualisiere dann eine strahlende, breite Lichtröhre in der Farbe deines Engels. Stell deine Ängste und Schatten in diesen Farbstrahl, indem du ihnen eine Form oder einen Namen gibst.
Nun bitte deinen Engel an deine Seite. Gemeinsam betretet ihr den Lichtkanal. Gemeinsam schickt ihr euer Licht und eure Liebe durch die Ängste und Schatten hindurch und seht, wie sie in dem strahlenden Licht, das von allen Seiten einströmt, immer durchscheinender werden, bis sie sich auflösen.

Ihr steht jetzt in einem Lichtkanal, in dem nur noch Licht und Liebe schwingen. Licht kann Schatten verdrängen, aber niemals Schatten das Licht.
Verabschiede dich bis zum nächsten Abend und bedanke dich bei deinem Farb-Engel sowie den Engeln der Kristalle und der Pflanzen, deren Energien durch die Aura-Soma-Produkte in dir wirken.

Wenn du nach 22 Tagen das Gefühl hast, du möchtest noch einmal den Zyklus wiederholen oder mit einem anderen Engel arbeiten, so starte das Ritual erneut für 22 Tage mit einem anderen deiner erwählten Farb-Engel sowie dem dazu passenden Equilibrium-Öl und Pomander.

Ich wünsche dir eine strahlende Wiedergeburt in eine neue Etappe deines Lebens!

Anhang

Anwendung der Equilibrium-Öle

Drehe den Verschluss der Equilibrium-Flasche ab, verschließe die Öffnung der Flasche mit dem Mittelfinger und schüttle sie mit der linken Hand, bis sich eine Emulsion bildet. Trage dann etliche Tropfen bandförmig wie eine Lotion rundum auf den Körper auf, und zwar in der Höhe der Chakras, die farblich mit dem Öl übereinstimmen. Massiere das Öl ein.

Pomander-Ritual

Gib 3 Tropfen des Pomanders in deine linke Handfläche, verreibe sie und bringe die Essenz dann in deinen Ätherkörper ein, indem du deine Hände – etwa 15 Zentimeter vom Körper entfernt – vorne, hinten und seitlich um den Kopf herumführst, dann um den Körper, bis hin zu den Füßen.

Forme nun mit deinen Händen eine Schale, führe sie an deine Nase und nimm 3 tiefe Atemzüge, die deinen Körper, deinen eigenen Tempel, durchströmen.

Bild rechts: Barbara Devani Uder, »Brücke zum Himmel«, mit kleinen Devas in den Orchideenblüten; unten im Bild: Vesica Piscis, Symbol für den Ursprung des Lebens.

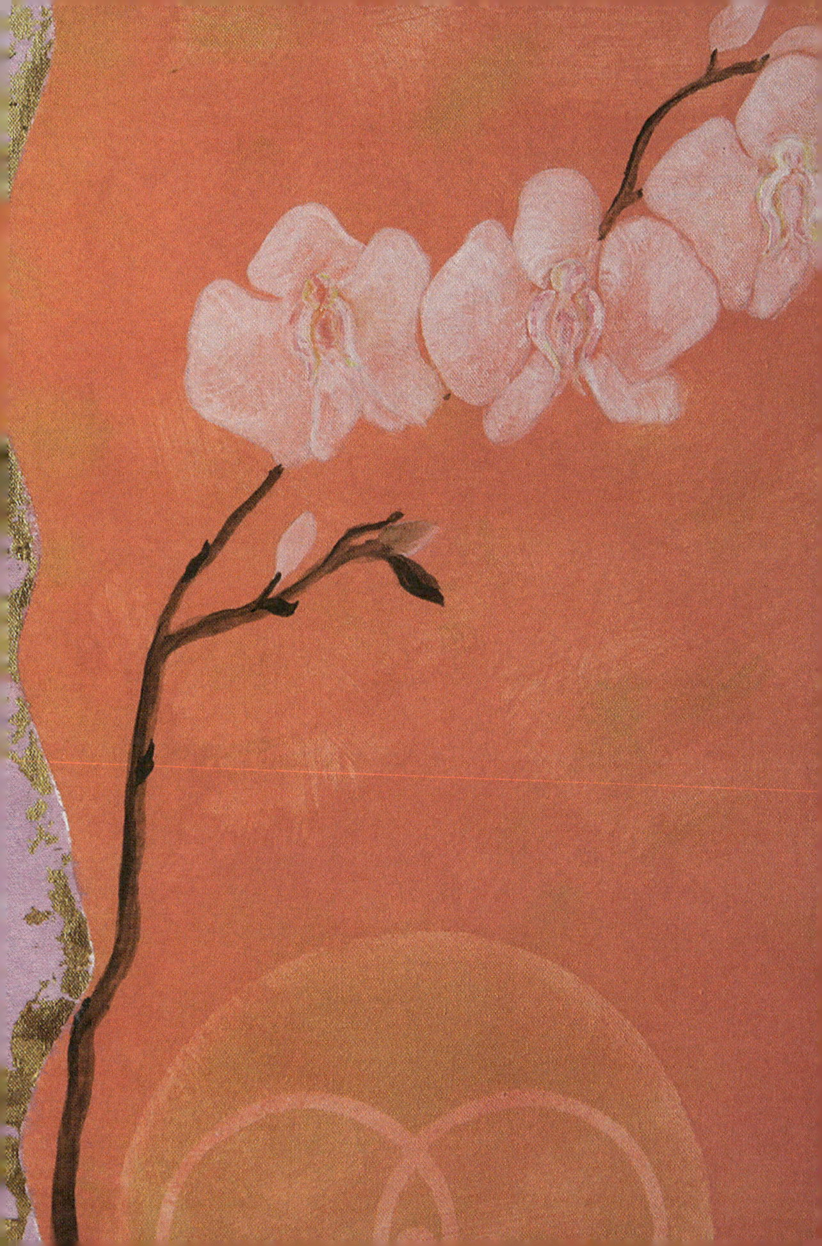

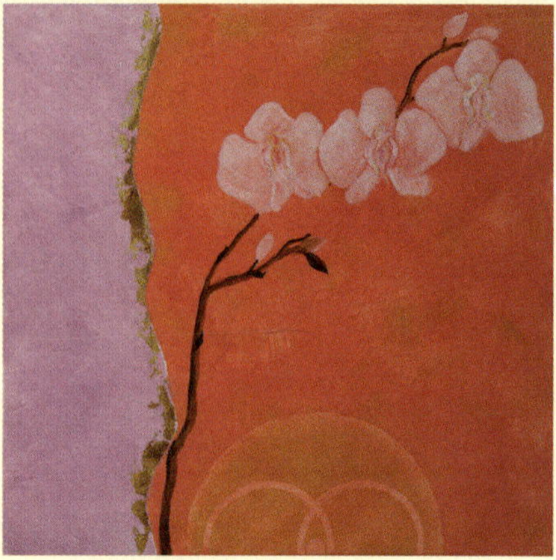

Danksagung

Ich danke vor allem all meinen himmlischen Begleitern, die mich mit unzähligen Aufforderungen und Hinweisen dazu geführt haben, dieses Buch zu schreiben, und die mich während der Schreibphase immer wieder ermutigt und unterstützt haben. Allen voran danke ich den Engeln der Farben, den Erzengeln, Vicky Wall und den Aufgestiegenen Meistern, besonders Christus und Kuthumi in seiner Inkarnation als Yohannan.
Des Weiteren gilt mein Dank meinen wichtigsten spirituellen Erdenlehrern Osho, Mike Booth und vor allem Frank Huber, durch den meine Verbindung mit Vicky Wall immer lebendig bleibt und der mir den Zugang zur Invokation der Engel der Farben ermöglicht hat.
Ein besonderer Dank geht an meinen Aura-Soma-Lehrer Jagata J. Schaad, der meinen Enthusiasmus für Aura-Soma

seit fünfzehn Jahren unterstützt und durch seine einzigartigen Kurse geschürt hat. Sein Malkurs »Send me an Angel« und das wunderbare Bild meines Lotus-Engels, das ich dank seiner Unterstützung dort malen durfte, waren die Initialzündung, die mich den Mut fassen ließ, dem Drängen der Engel der Farben nachzugeben und sie der Welt durch Kurse und Bücher zugänglich zu machen.

Meiner Freundin Petra Neumayer gilt mein tiefster Dank für die Vermittlung des KOHA Verlags und für ihre konstruktiven Ratschläge und Ideen.

Andrea Welling, der Malerin der wundervollen Engelbilder, sei Dank für die unkomplizierte Zusammenarbeit und das einfühlende kreative Umsetzen meiner inneren Bilder.

Meinen wunderbaren Freundinnen Gabriele Reischl, Ilse Maria Singewald und Alexandra Neff herzlichen Dank für ihre Ermutigungen und Korrekturen.

Ich danke Claudia Booth für ihre beständige Freundschaft und Inspirationen in den richtigen Momenten.

Dank allen meinen Freunden und Lehrern, die seit Langem meinen Entwicklungsweg begleiten.

Meiner Lektorin Birgit-Inga Weber herzlichen Dank für ihr einfühlendes Lektorat und die geduldige Unterstützung bei allen Fragen.

Einen tiefen Dank an Konrad Halbig für sein Vertrauen und sein Coaching.

Mein innigster Dank gilt jedoch meiner Mutter Gisela Uder, die immer an mich geglaubt hat, die trotz ihres hohen Alters von 91 Jahren immer noch allem Neuen aufgeschlossen ist und mir die Neugierde auf das Leben vererbt hat.

Engel-Meditationen als Downloads

Unter www.uder.momanda.de ist die **Invokation** (S. 12) als Download für Eur 3,99 verfügbar.
Ebenso finden Sie dort **14 Engel-Heil-Visualisierungen,** die von Barbara Devani Uder in Anlehnung an die Engel-Meditationen dieses Buches gesprochen wurden.

Literaturtipps

Booth, Mike: Das Aura-Soma Handbuch
Aquamarin Verlag

Ein Kurs in Wundern
Greuthof Verlag

von Fallois, Isabelle: Die heilende Kraft deiner Engel
KOHA Verlag

Heider-Rauter, Barbara: Engel und der Lichtkörperprozess
Schirner Verlag

Renard, Gary: Unsterblich
Goldmann/Arkana

Virtue, Doreen: Himmlische Führung
KOHA Verlag

Wall, Vicky: Aura-Soma. Das Wunder der Farbheilung
Maurer Verlag

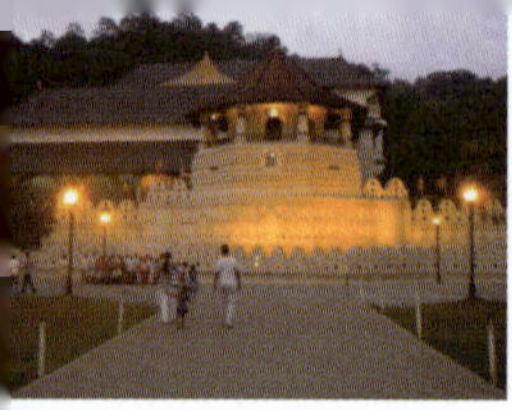
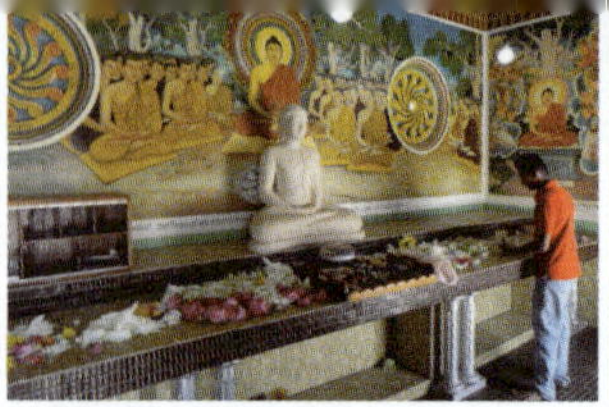
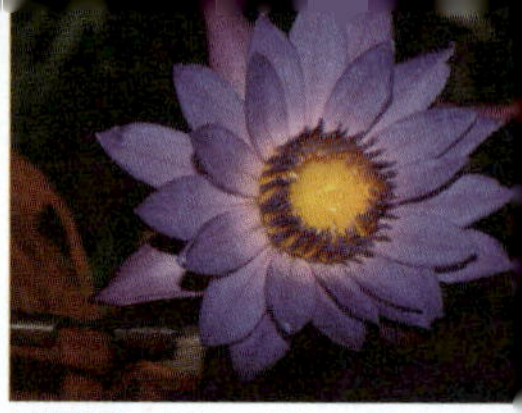
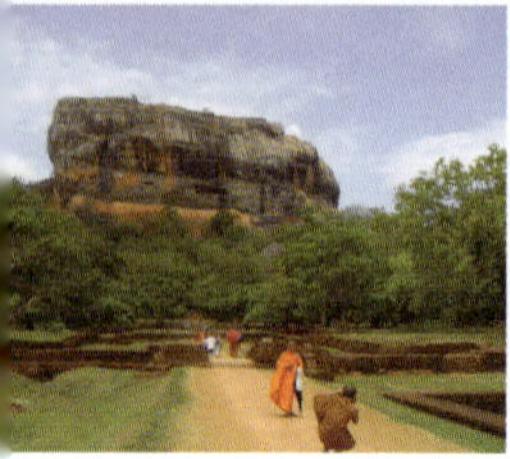
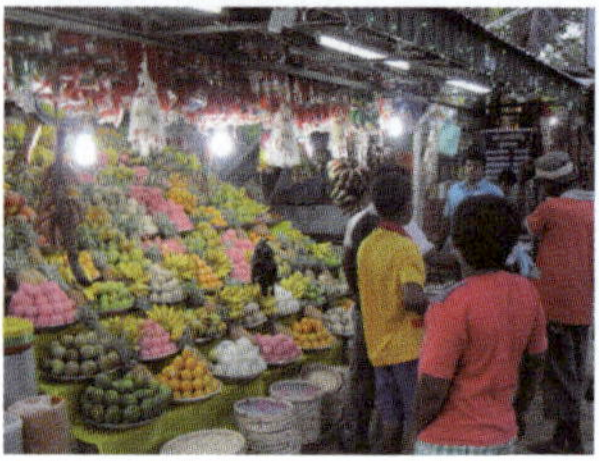
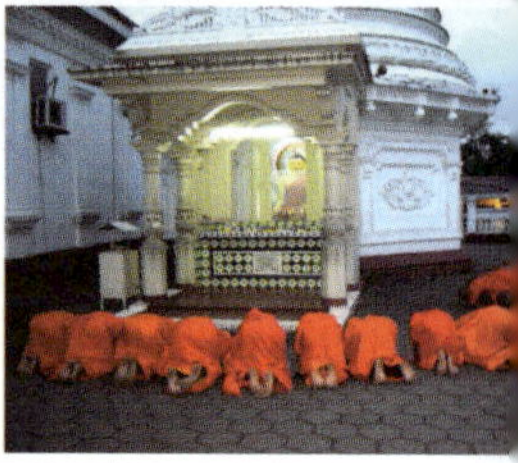

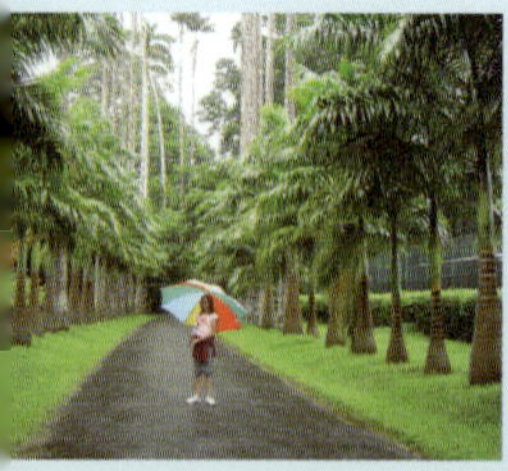
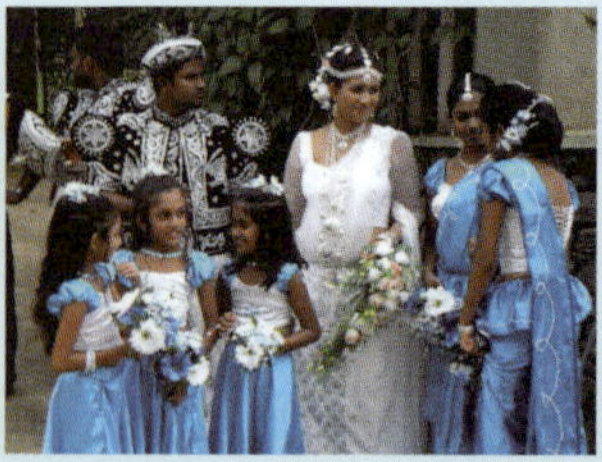
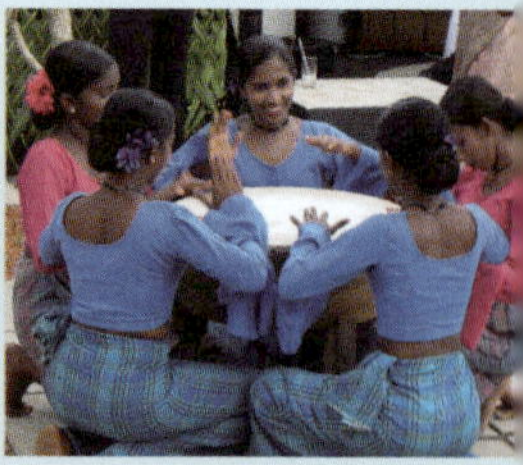

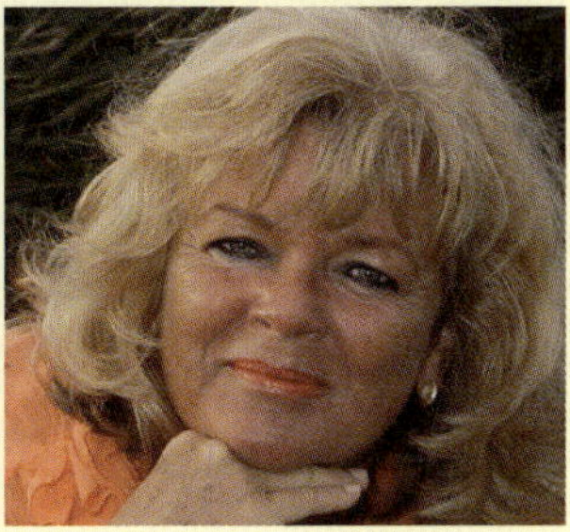

- Aura-Soma-Seminare
- Aura-Soma-Ausbildung
- Engel-Seminare
- Arbeit mit der Engel-Farb-Matrix
- Ayurveda
- Engel-Heilreisen
- Heilreisen
- Rundreisen in Sri Lanka

www.barbara-uder.de
licht@barbara-uder.de

Barbara Devani Uder
hat von Kind an mit den Engeln geredet wie mit ihren Freunden. Wunder gehören zu ihrem täglichen Leben. Sie hat seit jeher einen engen Kontakt zur geistigen Welt, deren Ausdruck sie sowohl in den östlichen Religionen als auch im modernen Christentum, dem »Kurs in Wundern«, fand.
Farbe erfüllt ihr Leben. Sie ist Farbe. Seit über 15 Jahren ist sie mit großer Begeisterung und Liebe Aura-Soma®-Beraterin und Aura-Soma-Lehrerin aller Stufen.
Daneben organisiert sie als Ayurveda- und Sri-Lanka-Kennerin mit ihrer eigenen Reiseagentur spirituelle Reisen, Heilreisen und Ayurveda-Kur-Reisen nach und durch Sri Lanka.
Seit 2012 hält sie Seminare für Kinder und Erwachsene über die Engel der Farben.

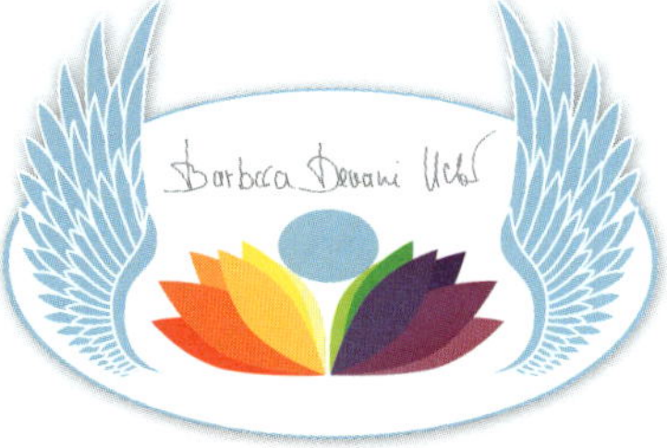

Wichtige Hinweise

Die im Buch veröffentlichten Empfehlungen wurden von Verfasserin und Verlag sorgfältig erarbeitet und geprüft. Eine Garantie kann dennoch nicht übernommen werden. Ebenso ist die Haftung der Verfasserin bzw. des Verlages und seiner Beauftragten für Personen-, Sach- und Vermögensschäden ausgeschlossen.

Aura-Soma® ist ein eingetragenes Markenzeichen.

1. Auflage 2013

Bildnachweis:

• 14 Engel: Andrea Welling, 84424 Isen, www.andreawelling.de, and-well@web.de

• Meditative Bilder S. 13 und 105: Barbara Devani Uder

• Fotos sämtlicher Aura-Soma-Equilibrium-Flaschen sowie Grafik der Regenbogen-Chakra-Frau S. 14: © Aura-Soma Products Limited, Tetford, Lincolnshire, UK

• Fotos S. 110/111: privat

Cover: Sabine Dunst/Guter Punkt, München

Lektorat und Layout: Birgit-Inga Weber
Gesamtherstellung: Karin Schnellbach
Druck: Finidr, Tschechien
ISBN 978-3-86728-230-7